中国科普作家协会
"抗击新型冠状病毒肺炎疫情"
科普创作支持计划

亲密，有隙

秦 川 ◎ 名誉主编

杨 师 刘 琨 ◎ 主编

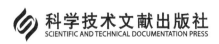

科学技术文献出版社
SCIENTIFIC AND TECHNICAL DOCUMENTATION PRESS

·北京·

图书在版编目（CIP）数据

亲密，有隙 / 杨师，刘琨主编. —北京：科学技术文献出版社，2020.4
（2025.5重印）
ISBN 978-7-5189-6507-6

Ⅰ.①亲…　Ⅱ.①杨…　②刘…　Ⅲ.①人畜共患病—防治　Ⅳ.①R535②S855.99

中国版本图书馆 CIP 数据核字（2020）第 037269 号

亲密，有隙

| 策划编辑：孙江莉 | 责任编辑：王　培 | 责任校对：张吲哚 | 责任出版：张志平 |

出　版　者	科学技术文献出版社
地　　　址	北京市复兴路15号　邮编 100038
编　务　部	(010) 58882938, 58882087（传真）
发　行　部	(010) 58882868, 58882870（传真）
邮　购　部	(010) 58882873
官 方 网 址	www.stdp.com.cn
发　行　者	科学技术文献出版社发行　全国各地新华书店经销
印　刷　者	北京虎彩文化传播有限公司
版　　　次	2020 年 4 月第 1 版　2025 年 5 月第 4 次印刷
开　　　本	710×1000　1/16
字　　　数	120千
印　　　张	7.75
书　　　号	ISBN 978-7-5189-6507-6
定　　　价	29.80元

版权所有　违法必究

购买本社图书，凡字迹不清、缺页、倒页、脱页者，本社发行部负责调换

《亲密，有隙》编辑委员会

名誉主编 秦 川
主 编 杨 师 刘 琨
副 主 编 姜友珍
编 委(以姓氏笔画为序)

于 品 马元武 马春梅 马喜山 孔 琪
邓 巍 占玲俊 吕 丹 刘江宁 许黎黎
李彦红 杨博超 肖 冲 张 丽 张连峰
姚艳丰 贾海英 高 苒 高 虹 唐 军
鲍琳琳 魏 强

参与策划机构

中国医学科学院医学实验动物研究所/北京协和医学院比较医学中心
中国实验动物学会
中国科协常委会女科技工作者专门委员会
中国科协发展研究中心
中国女科技工作者协会
北京科学技术普及创作协会
家庭医学刊社
战略支援部队特色医学中心特勤健康管理科

内容简介

　　人兽共患病，多发传染病，忽视真要命，并非耸人听，预防要先行。如何和动物既要亲密，又要有隙？本书给出了答案。内容涉及人与兽得的同种病、宠物与人兽共患病、避免感染人兽共患病。突出特点有以下几个方面：一是内容权威，来自科研一线；二是贴近现实，实用；三是方法简便，容易记忆，快速掌握方法；四是本书采纳的方法学用科学理论体系可以对其进行完美的诠释；五是轻松、愉快的阅读方式，通俗易懂，内容系统、全面；六是借助简明、生动、活泼、幽默、传神的简笔画，发挥独特的审美功效；七是将科学健康的生活方式、博物学、生态环保、生态文明、人与大自然的关系、哲学、现代科学读物有机地结合在一起，满足读者多方位、多层次的阅读需求。本书是宠物爱好者及广大读者个人、家庭自用的必备读本。

前　言

现代生活中，为什么传染病和寄生虫病此起彼伏，出没无常？为什么人兽共患病有增无减，负担日重？为什么常见或突发伤害事件纷至沓来，层出不穷？

本书以此提出问题，令人反思自己的所作所为。随着人类社会的发展、人类活动范围的不断扩展、饲养宠物的数量持续增加、人类与丛林动物的接触概率增高，动物源性疾病或人兽共患病疫情发生概率和范围不断增加。而宣传和教育的不足，使得民众普遍缺乏对疾病基本知识、个人防护手段和防治措施的认识，这又使疫情的防治工作雪上加霜。以上种种原因增加了人们接触病原体和患病的风险，加剧了人兽共患病的防控难度，造成了很大的社会安全问题。

"科学的力量取决于大众对它的了解。"普及生物安全与生活安全知识，有利于提高全民生物安全意识；有利于消除人们对生物危害的盲目恐慌，指导人们的日常生活；有利于社会稳定与发展。

书中内容看似简单地介绍了常见、新发动物源性疾病或人兽共患病的知识，究其深层次原因，实则涉及生态环保、生态文明、人与大自然的关系、科学生活方式等，用众所周知的事实、通俗易懂的内容，旨在使人深刻反思科学精神、科学思想、科学方法、科学思维方式、科学理念、科学人文精神。

社会发展的最主要的特征是人们对健康和生命的关注，社会对健康和生命的关注。人类与动物是生活在地球上的成员，共同分享着世界，人与动物和平共处，亲密有间。人与大自然和谐相处，必将共同繁荣昌盛。

以提高公众科学文化素质为目的，编写一本科学合理、简便实用，能让人们快速了解人兽共患病概貌，适用于大众阅读的书很有必要，对国家、社会、个人都有益。

本书参与人员由人兽共患病及实验病理学、兽医学、病原学、病毒学、

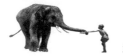
细菌学、微生物学、实验动物学、动物基因工程学、动物遗传育种学、病理学、病理及病理生理学、生物信息学等专业的获得博士学位的一线科研人员及健康管理专家、资深策划及咨询顾问专家、科学传播专家组成，是我国生物安全研究的主力，具有权威性。

该研究团队成员来自从事人兽共患病的科研院所、高等院校、医疗机构、科学传播机构、行业学术团体等，来自专门从事生物安全和生活安全方面研究、普及相关知识、编辑出版相关书籍的专业权威机构，覆盖人兽共患病主要专业，每个成员的选用均考虑其涉及的领域、学科、专业、水平，还考虑与人兽共患病之间的关联性等，成员分别属于人兽共患病研究、管理、教育、科技成果转化从业人员，具有代表性。

以智力与技术高度密集的优势为先导，专业为基础，科研为优势及"五化"（组织国队化、科研国际化、医教一体化、信息全球化、管理现代化）为特色，同时充分发挥专家云集、人才荟萃、信息畅通、联系广泛的整体优势，以创新的形式和内容为读者服务。

积极活跃在科普领域一线的中国科普作家协会，长期致力于总结科学传播的智慧，探索科学传播的方法，积累科学传播的经验，倡导用科学自我育成方法学来传播科学，达到提高全民科学素质的目的；将"四科"即科学思维方式、科学理念、科学人文精神、科学技术知识，广泛传播至大众。本书由全体编委会专家组成员分别撰写各章节创作而出。

本书具有以下特点。

1. 内容创新

①属于"元科普"的范畴。关于"元科普"的定义目前学界尚未达成共识，从事科学传播的科学家、科技工作者不必纠结其具体表述，无论如何表述，都是指前沿科学领域一手素材、原创科普内容。一线科技工作者、科学传播人、科学家等的原创作品弘扬科学精神，传播科学思想，倡导科学方法，内容系统、全面，积极推动科普理念与实践双升级。

②属于一切科普方法基础的科普。着力挖掘反映科学方法传授、科学方法研究的小选题大寓意的选题。在科学传播实践、操作层面上汇集大量的简便、实用、易学的来自一线的科普手段和方法技巧于一本书中，深入、详尽、细致地探讨了科普实践中大量各类具体问题和操作技巧，是广大读者实践的工具书。本书采纳的方法学用科学理论体系可以对其进行完美的诠释。

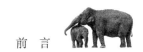

2. 形式创新

①创作手法独特有新意。采用科普创作三家合一模式组成有机合作的创作团队：科学家，科普作家，科学记者、编辑、出版家。科学家：生产科普内容（特指"元科普"）。科普作家：包装科普内容。科学记者、编辑、出版家：传播科普内容。将科学健康的生活方式、博物学、生态环保、生态文明、人与大自然的关系、哲学、现代科学读物、美术艺术有机地结合在一起，满足读者多方位、多层次的阅读需求。语言生动流畅、富有特色和感染力。

②表现形式独特有新意。坚持思想性、科学性、艺术性和实用性并举，注重自然科学与人文科学相结合、科学与艺术相结合。借助简明、生动、活泼、幽默、传神的简笔画，增添内容的直观性和生动性，使文字与画面融为一体，激发读者的兴趣，诱发、培养读者的思维和想象能力，发挥独特的审美功效，起到事半功倍的作用。人兽共患病不止谈及健康，还涉猎博物学，博物学最能提高科学素质，博物学与许多学科都有着密切的关系，大到宇宙形成、海陆变迁，小到日常生活、平时爱好，这些都与健康有着千丝万缕的联系。

本书是宠物爱好者及广大读者个人、家庭自用的必备读本。

本书得以顺利出版受益于评委的充分肯定，专家的认可帮助，领导的大力支持，学会的信息支持，研究者的无私分享，编辑的严谨求实、敬业认真、辛勤付出，朋友的真诚鼓励，家人的理解支持、奉献协助。

对本书有贡献的人有：王欣佩、韦荣飞、卢天宇、白琳、向志光、刘颖、齐晓龙、关菲菲、孙彩显、苏美洋伊、苏磊、李静、宋铭晶、张钰、陈昱君、郑莹、赵宏旭、董伟、詹相文等（以姓氏笔画为序）。要感谢的人太多，若有被遗漏者可在交流信箱留言说明，以便今后再版时更正。

杨　师

于北京狮虎山居

交流信箱：yangshi1963@126.com

目　录

一、人与兽得的同种病

（一）人与兽共同的敌人

1. 来自动物的致命"礼物"

人离不开动物。动物是人类经济生活和社会生活的重要组成部分。自然界动物种类繁多，到目前为止已知有150万种以上。动物一直和诸多其他生物与人类共享着地球提供的生态环境，动物无论作为人类的食物、劳动工具、宠物、实验动物还是生态环境的维护者，都和人类有着千丝万缕的联系。

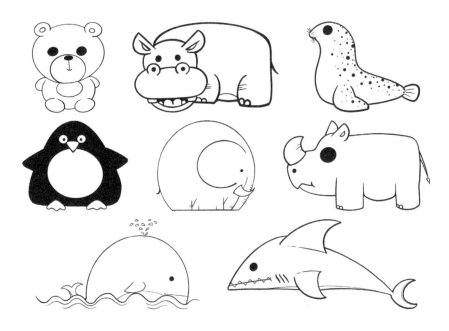

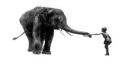

亲密，有隙

在我们没有处理好和动物的关系时，它们会不断给人类带来危害，甚至威胁人们的生命健康。动物在人类社会与自然界之间交互往来，也就成了许多病原体的运载体。而这些"小乘客"有时会给我们带来大麻烦，给人类的身心健康带来巨大的伤害，也在局部地区严重影响社会的经济发展和稳定，给全世界人民造成恐慌。它们也会送给我们致命的"礼物"——生态环境的破坏和传染病。

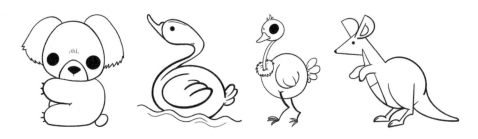

人兽共患病由"zoonosis"一词翻译而来，指人类感染的由动物传染给人的一些疾病。该词有不同的译名，如动物源性疾病、人畜共患病等。

人兽共患病是在脊椎动物与人类之间自然传播的、由共同的病原体引起的、流行病学上又有关联的一类疾病。该病可突破物种间的屏障，是来自我们的动物朋友的致命"礼物"。

人兽共患病主要由细菌、病毒和寄生虫等三大类病原生物引起，有记载的人兽共患病达200多种。人兽共患病一般先在动物中传播，再由某种因素侵入人体，即有一个由动物内传播逐步向人群内转移的过程。目前发现的人兽共患病中，有些原本就是动物中流行的疾病，如禽流感、口蹄疫、疯牛病等，也有些则是先在人群中发现，后又追踪到动物的疾病，如SARS、艾滋病等。人兽共患病大多数由动物传染给人，也可由人传染给动物。

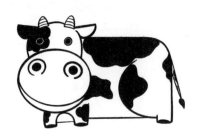

人类有许多传染病来自动物，包括家畜和野生动物。由动物传播给人类的传染性疾病多数为人兽共患病，也有部分疾病为动物本身不发病、只是携带者，传染给人类后引起人类传染病。

很多人兽共患病既是动物的严重疾病，也是人类的烈性传染病。人兽共患病中重要的细菌性疾病有 50 多种，包括衣原体、立克次体和真菌等；病毒性疾病有 50 多种；寄生虫性疾病有 60 多种，包括原虫类、吸虫类、线虫类和绦虫类等。这些疾病严重威胁着人类健康和农牧业发展，越来越受到社会各方面的重视。

人兽共患病是一种古老的疾病，自人类出现并群居以来，就一直如噩梦一般伴随着人类。人类历史上有几种对人类健康威胁巨大的人兽共患病，几乎给人类带来毁灭性的打击，比较著名的有鼠疫、炭疽、结核、狂犬病等。

从本质上来讲，人兽共患病属于感染性疾病。因此，了解相关感染性疾病的基本知识有助于我们了解、预防、控制人兽共患病。

感染性疾病发生有三要素。

（1）传染源

传染源包括传染病患者、病原携带者、受感染的动物及污染物。

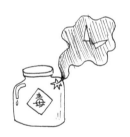

（2）传播途径

传播途径包括直接接触传播、空气传播、体液传播及媒介传播等。

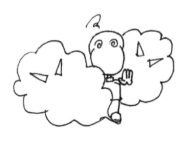

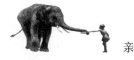

亲密，有隙

知识环岛

飞沫传播和气溶胶传播的区别有以下几个方面。

飞沫传播：大于5微米、携带病原微生物的飞沫，在空气中1米内移动传播疾病。咳嗽或说话会产生飞沫，此时有机会吸入飞沫。飞沫传播，强调感染者呼吸道中飞出的液滴直接接触易感者的面部或呼吸道黏膜引起的接触性感染。由于飞沫直径较大，在空气中迅速下沉，习惯上表明较近距离传播的意思。

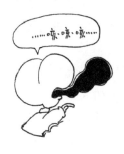

气溶胶（飞沫核）传播：小于或等于5微米、携带病原微生物的颗粒，通过空气流动在大于1米的范围内传播疾病。其实气溶胶并不神秘，早在1924年就发现人们生活环境周围的空气不是真空的。空气中悬浮有大量大小不等的粒子，单独从粒子的大小与悬浮时间的关系来看，粒子的大小与悬浮的时间成反比，即越大的粒子悬浮在空气中的时间越短、传播得越近，越小的粒子悬浮在空气中的时间越长、传播得越远。任何合适的粒子，包括病原体可借助这种体系传播得更远。理论上讲，病毒或细菌可以通过气溶胶长距离传播，能达到数十米，乃至数百米，远远超过飞沫的传播距离，习惯上表明长距离传播的意思。

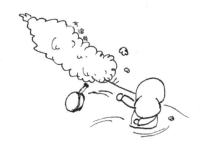

飞沫传播和气溶胶传播都属于空气传播，区别只是粒子的大小不同、飞沫传播强调经皮肤黏膜和呼吸道感染、气溶胶传播强调经呼吸道感染而已。

病毒通过气溶胶传播的影响因素众多，能不能传播主要取决于它在空气中的存活状态、感染能力、病毒浓度等。

无论是飞沫传播还是气溶胶传播，都是经空气传播，防范方法都一样：不要到人员扎堆、密集不通风的地方，室内经常通风换气，阻断病原体从呼吸道途径侵入，最简单的方法是戴好、戴对口罩。

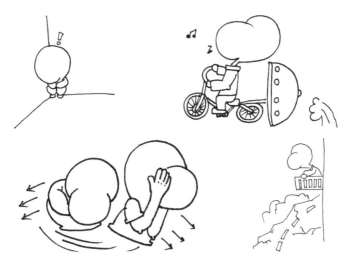

（3）易感人群

抵抗力低的情况下，如受伤、疾病、营养不良，以及老年人、幼儿及孕妇等人群更易感染。

感染性疾病的诊断有以下几个方面。

（1）病原体鉴定

通过直接涂片、染色及镜检观察病原体形态结构，利用已知抗体检查样本中的抗原。

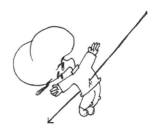

（2）血清学诊断

检测血液样本中有无相应抗体。

（3）分子生物学诊断

利用样本中的核酸作为检测对象。核酸包括 DNA（脱氧核糖核酸，用于储存遗传信息）和 RNA（核糖核酸，用于传递遗传信息）。

（4）影像学诊断

包括 X 光成像（X‐ray）、超声成像（echography）、计算机断层扫描（CT）、磁共振（MRI）、正电子扫描（PET）等方法。可直观判断病原体及其引发的组织病变。

（5）疾病特殊体征

如麻疹患者的麻疹黏膜斑、狂犬病患者的恐水症等。

人兽共患病诊断的关键在于患者是否存在动物接触史，近期是否到过疫区，是否接触过动物及其食物、排泄物。

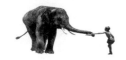
亲密，有隙

感染性疾病防治措施有以下几种。

（1）接种疫苗

这是预防感染性疾病重要而有效的措施。

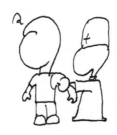

（2）抗生素和干扰素

对细菌性感染给予特定抗生素治疗，病毒性疾病可使用干扰素。

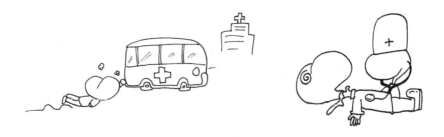

（3）对症治疗

针对临床表现如发热、呼吸困难、全身乏力及食欲减退等采取治疗措施，中草药对减轻症状、缩短病程、改善患者精神状态有一定的疗效。

（4）外科手术

去除被病原体感染的组织，缓解病痛。

人兽共患病频发并且能够流行的原因有以下几个方面。

（1）病原体长期进化、变异使其宿主广泛化

人类滥用抗生素、激素，加剧了病原体的变异与迁徙。可怕的后果是超级病原体出现，无药可救。

（2）食品污染

食源性污染。可怕的后果是腹泻、霍乱等流行。

（3）气候变暖和自然灾害

人类活动导致病原体传播媒介和动物栖息地改变。自然被破坏、频繁的动物贸易、气候变暖都为病原体传播起到推波助澜的作用。可怕的后果就是

把病原体带到其他国家或地区。一旦形成人际传播，便捷、频繁的旅行等活动则更容易将病原体通过感染者快速地散播到世界各地，引发全球性公共安全问题。这些传染病不仅给我们带来了健康等问题，而且还造成了巨大的经济损失。

（4）人类生活方式改变及不良卫生习惯

现在人类居住得更加密集，交往也更加频繁。随着社会的发展，现代人物质丰富、衣食无忧、生存无虞，一些动物不再作为工具和食物，而是逐渐演变成了人类的宠物、伴侣，与人类之间的关系也变得更加亲密。越来越多的动物种类作为宠物进入人类的生活，并同人类发生密切的关系。很多都市家庭饲养宠物，人与动物之间长期密切接触。可怕的后果是使人兽共患病从牧区、农村进入城市。

（5）疾病防治不规范操作

包括不规范操作或其他方面的原因，如输血、器官移植等。可怕的后果是会助长某些人兽共患病的发生与流行。

（6）动物实验不规范操作

包括不规范操作或其他方面的原因，如科研活动中的实验动物培育、各种病原体动物实验研究、野生动物实验室化，尤其是多物种动物集中饲养、病原体的不规范动物实验等。可怕的后果是会增加未知新病原体的风险。

（7）过度开发大自然，盲目追求利益

过度侵入原始森林、河流、湿地等人类从未涉足的地区。由于自然环境的破坏和交通工具的发达，野生动物的生存空间日益缩小，一些野生动物被迫适应人类社会的入侵，和人比邻而居，甚至有一部分适应能力强的动物向人类社会伴生种的方向发展，开始依赖人的废弃物生存，经常在居民区和家鼠、宠物为伍。这些动物携带的传染病可能通过各种途径传染人类。可怕的后果是使野生动物与人类的地理距离缩小到能够互相传播疾病。

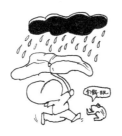
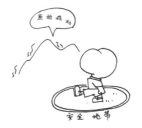

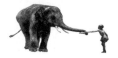
亲密，有隙

（8）违背动物自然生活方式

人类自然养殖为主的农牧业演变为通过高密度、集约化、高能量饲料促使其快速增长。可怕的后果是人为改变动物生长的自然规律，打破了病原体与宿主的生态平衡，促使病原体的变异。

对于人兽共患病的控制，不仅要考虑人们自我的预防控制，如为易感人群注射疫苗、注意公共卫生，还要考虑对有关宠物、牲畜及媒介昆虫的传染途径的预防控制。

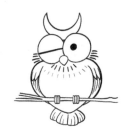 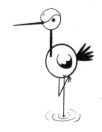

（9）不敬畏自然

人凌驾于自然之上的理念使得人们自大至上、无所顾忌、盲目乐观。在地球这个大家庭里，人和其他物种是其中的成员，要顺应自然、和谐相处。往小的方面说，涉及自身的健康；往大的方面说，涉及环保、人与自然的和谐，甚至人类的命运。要有忧患意识，地球即将发生的第六大生物灭绝事件，不过是地球抖落一下寄生在身上的"虱子"，于已经历46亿年沧海桑田的地球何妨，重启罢了。可怕的后果是众多物种消亡，像多米诺骨牌一样一个个纷纷倒下，下一个可能就是人类自身。

2. 动物如何到人身边

万物进化都是从水生到陆生、从简单到复杂、从低等到高等的过程，从中呈现出一种进步性发展的趋势。在漫长的进化道路上，人类选择了不同于其他动物的独特进化方向。于是，人类在生物进化的历史征途中得以脱颖而出。在这一过程中，人类不是孑然一身、踽踽独行的，而是在与自然界的频繁互动中逐渐进步的。追随着人类的发展脚步，动物与我们的关系也在逐渐演变之中。

简而言之，人类的发展经历了南方古猿、能人、直立人和智人4个阶段。

这一发展过程中的每一个阶段都对应着不同的人与动物关系。

古猿阶段——是猎物也是猎人。早期猿人既是捕食动物的猎人，又是其他动物的猎物，经常成为狮、虎等大型食肉动物的美食佳肴。

能人阶段——使用工具的猎人。能人与匠人制造工具，能够促进语言的发展；使用石器工具，能够猎取更多的动物，获取更多更好的食物；大量摄入高营养的食物，能够促进大脑的进化。

直立人阶段——跻身食物链上层。直立人学会了用火，火既能抵御寒冷，又能驱除猛兽，进而能享用熟食。直立人凭借聪明的大脑和灵活的双手，终于在动物界中获得了绝对的优势，逐渐晋升于食物链的最上层。

智人阶段——驯养。人类开始养狗和使用弓箭，生活方式也从采集和狩猎为主转变为农耕和畜牧为主。中国主要驯养猪和鸡，西亚的两河流域以豢养山羊和绵羊为主，非洲东北部主要的家畜是毛驴，中美洲以驯养驼羊和荷兰猪为主。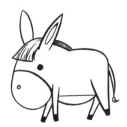

现代人——食物链的顶端。现代人凭借智慧的大脑和灵巧的双手，使自己日益强大，终于成为地球上从未有过的超级霸主。人类利用自然和改造自然的能力是任何其他动物都不能做到的。人类成为地球的主宰以后，站在食物链的顶端，不断改变着自然的食物链，甚至破坏了生态平衡，所幸人类已经意识到自己不能"为所欲为"，正在努力地探索和掌握自然规律，使自然不受伤害，使人类与自然统一起来。

随着社会的发展，现代人物质丰富、衣食无忧、生存无虞，一些动物不再作为工具和食物，而是逐渐演变成了人类的宠物、伴侣，与人类之间的关系也变得更加亲密。越来越多的动物种类作为宠物进入人类的生活，并同人类发生密切的关系。

3. 人与自然和谐相处

野生动物是多种细菌和病毒最好的宿主，这些病原体在野生动物身上寄生的时间之长，远远超过了人类的进化史。从远古微生物化石中可以得出研究结论，早在 30 多亿年前，微生物就出现在地球上了。

目前，已发现对人类有致病性的病原微生物有 500 种以上，包括病毒、衣原体、支原体、细菌、螺旋体、真菌等。它们一部分是病原体，另一部分

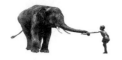

是传染媒介。

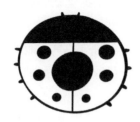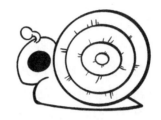

　　距离不仅产生美，还能带来健康。不少研究指出，动物是各种病毒、细菌和寄生虫的传播者，但并非"最终源头地"。造成动物性疾病高速增长的原因是，人类比以往更加过度"亲近自然"，并且"更加广泛地接触多种动物"。

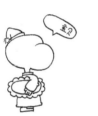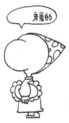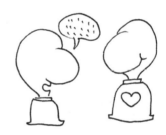

　　人类文明的初期，地球上陆地面积的80%是森林，而现在只有30%；陆地上90%的天然湿地已经消失。我国各类自然生态系统也面临着大面积的破坏。这一切使赖以在和谐生态系统中生活的自然生物物种受到影响，并使生物多样性受到严重威胁。

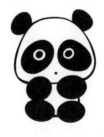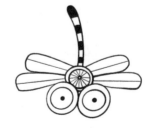

　　随着地球上人口剧增，城市人口密度越来越大，人类为了自己的生存发展，开始向从未涉足的热带雨林地区拓展，肆意破坏生态环境，乱砍滥伐森

林，屡屡涉足并不属于人类的地球禁区，惊动了原始丛林和湿地中原本与人类并不存在交集的生灵，从而可能与一些人类根本不了解的动物接触。同时，无限制地在人类居住区附近建设所谓的"自然野生景点"，在人群周围增加了各种昆虫的密度。另外，人类对一些野生动物毫无节制捕杀、猎食，家禽混杂乱养，这些都是导致传染病由动物传给人类、病毒变异引发全球流行的原因。事实证明，国内外的一些新发传染病也基本上是由动物作为媒介造成的，不胜枚举。

分布在东南亚一带，包括我国境内的猴，主要是猕猴，也叫恒河猴。它们体内携带很多致病病原，包括猴 B 病毒、结核分枝杆菌、麻疹病毒、寄生虫等。一旦和它们近距离接触，很有可能直接感染到我们身上，特别是小朋友免疫力不强，更容易通过喂食、触摸等行为感染。猴 B 病毒尤为恶劣，一旦感染到人，很有可能带来杀身之祸。在美国已有 28 人通过饲养、接触从东南亚进口到美国的恒河猴而感染上猴 B 病毒，造成脑炎，部分患者不治而亡，教训十分惨烈。如果感染上结核杆菌、志贺氏杆菌、沙门氏菌、麻疹、各种寄生虫，也会对我们的健康造成很大的影响。

不仅猴子带有大量病原体，其他动物也会携带很多人兽共患病病原体，有些可通过接触动物直接传染给人，有些也可通过接触它们的排泄物、毛屑、污物、尸体，甚至近距离呼吸而使人感染。除此之外，被携带有这些病原体的蜱虫、蚊子、跳蚤叮咬也会被动接种感染。

随意接触各种动物，特别是野生动物，可能会带来灾难性后果。曾引起人类恐慌的 SARS 冠状病毒和 MERS 冠状病毒，都有证据表明是来自动物的变异冠状病毒，其对人类的致病性非常强大。新型冠状病毒肺炎疫情又一次向人类敲响了警钟。新型冠状病毒，也意味着它不同于已发现的人类冠状病毒，不可掉以轻心。

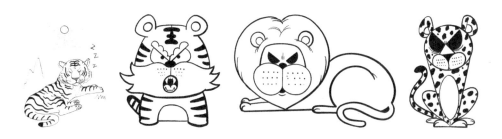

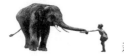

一些动物和人类的关系，已经经历了从食物到助手、再到宠物直至伴侣角色的转化。性情温顺、长相乖巧的动物，主要包括猫、狗、鸟、兔、仓鼠和小型猪等，与人类越走越近，这些宠物深深地融入人类家庭，甚至被视为无血缘的家庭成员。与此同时，随着人类与各种宠物或野生动物间零距离的接触，一些源自动物的疾病也悄然走入人类社会。由这些宠物所携带的细菌、病毒和寄生虫引起的传染病袭击主人的病例时有发生；令人不寒而栗的烈性

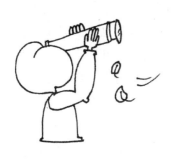

传染病由古至今一波波袭来，使人类一次次疲于应战。强大的古罗马帝国因鼠疫大流行导致一半以上人口死亡；横行非洲的埃博拉病毒曾在一个个村寨中大开杀戒，村民无一幸存……这些人兽共患病或动物源性疾病不仅严重危害到人类的生命健康，还对畜牧业造成极大的损失。每次发生动物感染人的事件后，动物"嫌疑犯"往往被大量扑杀，给经济发展和社会和谐稳定都带来很大的负面影响。

与动物和平共处。互相尊重，各取所需，在关爱动物的同时懂得如何科学地保护自己，世界必将更加和谐。人类与动物是生活在地球上的成员，共同分享着世界。人与动物要和平共处，亲密有间。人与大自然和谐相处，必将共同繁荣昌盛。

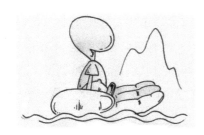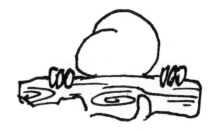

与动物相处之道。新型冠状病毒肺炎疫情暴发再次将病毒来源指向了动物，一时间竹鼠、獾、蛇、水貂等成为怀疑对象。尽管高度怀疑，但只是基于市场线索，至今科学家仍未有充分证据表明来自哪种动物。目前，这项工作正在加紧进行，但难度肯定很大，正如 SARS 病毒过去了 17 年，中间宿主动物仍无定论。

一般来讲，病原体广泛存在于动物体内，但它们通常不对动物致病，这

样它们才能永久存活下去，这些带有病原体而不致病的动物被称为自然宿主。例如，臭名昭著的蝙蝠类，就携带大量的致病病原体，已知的有埃博拉病毒、马尔堡病毒、尼帕病毒、SARS 冠状病毒，甚至新型冠状病毒。由于长期进化，它们和宿主形成了良好的寄生关系，宿主也会利用其免疫系统和生物特性时刻监控病原体而相安无事。

就蝙蝠而言，尽管带有大量病原体，但很少有机会传递给人。如果有些动物很容易接近蝙蝠，也容易接近人类，就会作为"二传手"，将其传给人类，如野生动物中的啮齿类动物。这些动物通常被称为中间宿主，或过客宿主。人类接触到这类动物，就会不知不觉中招，成为受害者。

其实病原体不喜欢人类作为宿主，因为人类在长期进化过程中脱离了动物，缺乏适应性防范机制，很容易感染后导致机体犯病，甚至死亡。这样一来，病原体自己也活不成，这是违背病原体永久存活的"理念"的。

以冠状病毒为例，其宿主非常广泛，可感染经济动物猪、牛等，宠物猫、犬等，以及蝙蝠和啮齿类、鸟类等很多野生动物。一般对人致病性不强，主要引起呼吸道、肠道疾病。曾引起人类恐慌的 SARS 冠状病毒和 MERS 冠状病毒，都有证据表明是来自中间宿主动物的变异冠状病毒，其对人类的致病性变得非常强大。

人类活动不可避免地要接触到各种动物，这也为病原体跨物种传递提供了机会。病原体之所以如此容易地导致人类感染、传播，跟现在的生活方式有关。现在人类居住得更加密集，交往也更加频繁。自然的破坏、频繁的动物贸易、变暖的气候都为病原体传播起到推波助澜的作用。

如何与动物相处、做到两者相安无事呢？明白了上述分析，答案就有了。

一是远离野生动物，切断传染源。不接触就不会提供病原体传递到人的机会。回顾已有的教训，没有一例不是与野生动物相关！往大的方面说，是人类自己破坏了自然环境，迫使动物无家可归，病原体随着动物形成移动的传染源；往小的方面说，也是人们管不住自己的欲望，猎食野生动物、穿戴野生动物皮毛，甚至以拥有象牙类动物制品为荣耀。自造孽不可活。因此，大家要自觉遵守相关规定，不滥杀动物和食用野生动物，远离不明来

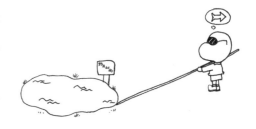

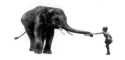
亲密，有隙

源的动物尸体、排泄物等。

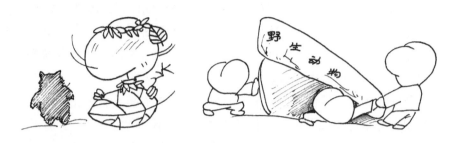

二是合理使用动物，理性处置动物。毋庸置疑，动物的合理使用，极大地改善了我们的生活。我们身边的家畜动物，就是长期驯化的结果。由于长期和人密切接触，除极端病原体，一般不会导致人类重大疾病发生。对待这类动物，特别是禽类动物，应该密切监控。严格控制鲜活动物交易市场，严格进行动物检疫，不准出售患病或不合格动物。一旦发生疫情，应该科学有效地理性处置，而不是采取一杀了之的办法。

三是友好对待宠物。宠物是动物中的特殊群体，极大满足了人类的相伴需求。但是它们也会携带很多病原体，特别是狂犬病毒等人兽共患病病毒。您决定养护它们时起，就得按饲养规定办理，该免疫就免疫，这是最好的预防手段。大量丢弃的流浪动物，混迹于野生动物和人类环境之间，很容易传播疾病，到头来遭难的还是我们自己。在对待流浪动物方面，国际上有些好的方法值得借鉴，如分类管理、集中收留、爱心分发等。而不是疫情来了，不问青红皂白，一哄而上斩尽杀绝。

（二）来自动物的细菌病毒

1. 自然界最完美的"杀人机器"

追本溯源略知一二

"埃博拉"是刚果（金）（旧称扎伊尔）北部一条河流的名字。1976 年，一种不知名的病毒光顾这里，疯狂地虐杀埃博拉河沿岸 55 个村庄的百姓，致使数百人死亡，有的家庭甚至无一幸免，"埃博拉病毒"也因此而得名。

2014 年，肆虐西非多国的埃博拉疫情蔓延速度惊人，截至 2015 年 3 月，世界卫生组织（WHO）共报告确诊与疑似病例 24 350 人，丧生人数突破 1 万人。

亲密过头越过红线

感染埃博拉的患者最初表现为发热、肌痛、腹泻、皮疹等，随后出现皮肤黏膜出血，多在 2 周内死于出血或其他器官的并发症。

2. 人也能得禽流感

追本溯源略知一二

鸟禽类流行性感冒，简称禽流感，源自禽类，是由禽流感病毒引起的动物传染病。禽流感病毒可以感染多种动物，包括鸟类、猪、马、雪貂、鲸和人类。

1878 年，家禽疫在意大利首次被报道，至 1902 年病原体才被分离出来，这是第一株被证实的流感病毒。1960 年，1000 多只燕鸥在南非死亡，这是第一次发现禽流感引发的高死亡率案例，经确认这种病原体是 H5N3 亚型禽流感病毒。

自 1996 年广东出现第一例 H5N1 禽流感病毒感染病例后，至今已确诊病例超过 600 例，病死率超过 60%。2013 年 2 月出现人感染 H7N9 禽流感病毒病例后，至今确诊病例突破 350 人，病死率超过 35%。

亲密过头越过红线

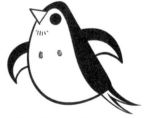

H7 亚型和 H9 亚型低致病性禽流感病毒感染人的临床症状表现为轻微的上呼吸道症状或结膜炎，而人感染 H5 亚型和 H7 亚型高致病性禽流感病毒可以引起全身多器官的感染，继而导致病理损伤及功能衰竭，甚至死亡。

3. 人也会患狂犬病

追本溯源略知一二

狂犬病（rabies）一词源于梵语 Rabbahs，意为"狂暴"，又称"疯狗病"

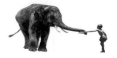
亲密，有隙

"恐水病"。公元前 2300 年就有关于狂犬病的记录。1804 年，德国科学家 George Gottfried Zinke 开始研究狂犬病。1813 年，两位法国医生 Francois Magendie 与 Gilbert Breschet 证实人和动物都能感染狂犬病。1885 年是狂犬病研究的转折点，巴斯德首次发明了减毒疫苗。

20 世纪我国出现了 3 次发病高峰：第一次为 20 世纪 50 年代中期，发病人数有 1900 多人；第二次为 20 世纪 80 年代初期，其中 1981 年死亡人数最高，达到 7037 人；第三次为 2003 年，发病人数超过 2000 人。近年来狂犬病疫情呈上升趋势。

亲密过头越过红线

狂犬病发病的犬一般狂躁不安，主动攻击人和其他动物，意识紊乱，喉肌麻痹，不听主人呼唤，不认家，叫声嘶哑，下颌麻痹，流涎。最后会全身肌肉麻痹，抽搐，呼吸衰竭而死。这种病犬对人及其他牲畜危害很大，一旦发现应立即通知有关部门处理。

狂犬病是狂犬病毒所致的急性传染病。人被咬伤的部位感觉异常，有头痛、口渴、不安、高度兴奋等临床表现，特征性表现是极度恐惧、恐水、神经错乱等症状，最后感染者因呼吸麻痹而死亡，病死率 100%。

4. 不折不扣的美丽"杀手"

追本溯源略知一二

2003 年，严重急性呼吸综合征（SARS）在中国大规模流行，这是 20 世纪以来造成影响最大的传染病疫情之一。在中国内地共确诊病例 5327 例，其中死亡 349 人。

SARS 的阴霾刚刚散尽，10 年后另一种引起重症呼吸综合征的病毒在中东地区出现，该病被命名为中东呼吸综合征（MERS），疫情曾蔓延到北美洲、亚洲、欧洲、非洲等地。

亲密过头越过红线

感染 SARS－CoV 或 MERS－CoV 后，表现出的症状比较相似，感染者会出现急性、严重呼吸道疾病，伴有发热、咳嗽、气促及呼吸困难，重症患者可引起死亡。MERS 患者还会出现肾功能衰竭。

5. 感染乙脑与猪有关

追本溯源略知一二

日本早在 1871 年就有流行性乙型脑炎（epidemic encephalitis B，简称乙脑）暴发的报道，所以乙脑又称日本脑炎。1924 年，首次分离出乙脑病毒。为了与 20 世纪初曾流行于欧洲的昏睡性脑炎（又称甲型脑炎）相区别，被命名为乙型脑炎。

我国 1939 年分离到乙脑病毒株，20 世纪 50—70 年代曾发生 3 次乙脑流行，病死率高达 25%；1971 年乙脑发病数高达 17 万例，是发病率最高的年份。多流行于夏秋季。农村发病率高于城市。

东南亚和西太平洋是乙脑的主要流行地区。我国在 20 世纪 70—80 年代，乙脑灭活疫苗和减毒活疫苗大规模投入使用，乙脑发病率明显下降，但时有局部流行。

亲密过头越过红线

人被带毒蚊子叮咬后，大多数不发病，发病率一般在 0.2／万～1／万，患者多为儿童，特别是学龄儿童。发病后病死率为 10% 左右，约 30% 的患者留有后遗症，主要表现为：痴呆、语言不利、意识障碍、声哑、吞咽困难、肢体活动不利、癫痫等。

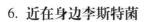

乙脑起病急，有高热、头痛、呕吐、嗜睡等表现。重症患者有昏迷、抽搐、吞咽困难、呛咳和呼吸衰竭等症状。

6. 近在身边李斯特菌

追本溯源略知一二

1926 年，英国南非裔科学家 E. G. D. Murray 在病死的兔子体内首次分离获得一种新的细菌，此细菌于 1940 年被第三届国际微生物学大会命名为李斯

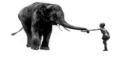

特菌。

此后，相继在野生啮齿类动物、人、绵羊、牛、猪等动物中分离到该菌。目前，发现该菌分布于世界各地，尤以北纬34度以北的北半球各国较多，各国关于人兽感染的报道不断出现，严重威胁着人类生命财产安全。

亲密过头越过红线

成人感染李斯特菌会出现轻微类似流感样症状，感染者表现为呼吸急促、呕吐、出血性皮疹、化脓性结膜炎、发热、抽搐、昏迷、自然流产、脑膜炎、败血症，甚至死亡。李斯特菌对胎儿的危害尤其严重，可导致流产和胎死腹中。

畜、禽等动物感染李斯特菌也会出现脑膜炎、败血症和孕畜流产等症状。

7. 白色瘟疫卷土重来

追本溯源略知一二

1882年，德国科学家Robert Koch发现结核杆菌，它可引发白色瘟疫，一度在欧洲成为一种贵族病。

1943年，美国科学家Selman Waksman发现链霉素能抗结核杆菌，由此结核病得到控制，而不再采用迷信的方法（食用"人血馒头"）来治疗。1945年，由于联合用药及有效防控，使得结核病的波及人数急剧下降。

但20世纪以来结核病又经历了3次回升，前两次是在两次世界大战期间，第三次自20世纪80年代中期起延续至今。主要是因人口迁移、结核病与艾滋病的合并感染、耐药结核杆菌的发展变异所致。

亲密过头越过红线

结核病是慢性传染病。感染后早期即潜伏感染期可能无症状；随着感染的加重，可能出现低热、咳嗽、咯痰、食欲减退等症状。

患者常以肺结核为主，肺外结核以肠、骨结核最为常见，活动结核期也可见肾和脑结核。原来已经治愈的结核病患者，一旦身体抵抗力降低，仍有可能再次发病。

8. 鲜为人知的兔热病

追本溯源略知一二

兔热病是一种人兽共患的自然疫源性疾病，亦称野兔热。尽管兔热病只有5%的病死率，但人类却对引起该病的细菌具有极高的易感性。1941年，苏联出现了1万例病例，次年，德国军队围攻斯大林格勒（现名为伏尔加格勒），发病人数突增至10万人，大多数的病例发生在德方。

我国也曾在家兔、野兔、黄鼠狼和患者体内分离到土拉弗朗西斯菌。1986年，青岛某冷藏厂暴发兔热病，31人被感染。

亲密过头越过红线

感染土拉弗朗西斯菌者会出现愈合缓慢的溃疡、高烧、浑身疼痛、腺体肿大和咽食困难等症状。有的还可能出现器官严重衰竭、极度无力、反复寒战和大汗淋漓等症状。

9. 难言敌友大肠杆菌

追本溯源略知一二

为人们熟知并与我们的生活密切相关的大肠杆菌，其实全名为大肠埃希菌（Escherichia coli），1885年被年仅28岁的德国医生Theodor Escherich发现，因此而得名。

在相当长的一段时间内，大肠杆菌一直被当作肠道的"好伙伴"。直到1982年，美国首次报道了大肠杆菌O157：H7引起的出血性肠炎。至此，大肠杆菌被首次确认为致病菌，并引起人类的注意。

亲密过头越过红线

O157：H7大肠杆菌感染的临床表现有腹部剧烈痉挛性疼痛、水样便，继之有类似下消化道出血的血性排泄物，能引起严重腹泻和败血症，患者不发热或低热，还可形成溶血性尿毒综合征（HUS）、血栓性血小板减少性紫癜（TTP）等。出血性大肠杆菌感染的病死率可高达10%。

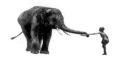
男女均可致病，儿童和老年人的发病率明显高于其他年龄组。患者具有难以治愈、病死率高、极易复发等临床特点。

10. 沙门菌病易患易防

追本溯源略知一二

1885 年，美国病理学家 Daniel Elmer Salmon 从霍乱流行期间的病猪体内分离得到一株新的细菌，并将其命名为"沙门菌属"。

2010 年，美国发生了沙门菌疫情。调查发现是由污染了沙门菌的生鸡蛋引起的。餐厅用生鸡蛋制作沙拉或向餐汤里打入了生鸡蛋。

亲密过头越过红线

男女老幼均可发病，儿童的发病率较高。临床表现为发热、食欲不振、便秘或呕吐、腹泻等。

临诊症状可分为 3 种类型：胃肠炎型、败血症型和局部感染化脓型，其中以胃肠炎型即食物中毒最为常见。通过病原检测，在患者血液中分离到沙门菌，可以确诊为该菌感染。

11. 提防人类噩梦——鼠疫

追本溯源略知一二

鼠疫，这种可怕的疾病并非耸人听闻，从遥远的太古时代就开始成为人类的噩梦，让人不寒而栗，时时袭来。

《圣经》中记载了公元前 1320 年发生在地中海东岸古国腓力斯的一次瘟疫，这是第一次有文字记载的鼠疫。在我国古代典籍《黄帝内经》中也有着对腺鼠疫症状的描述。

最近的一项研究显示，鼠疫可能起源于古代中国。从公元纪年开始，发生过 3 次世界范围的鼠疫大流行。首次大流行发生于 6 世纪，史称查士丁尼大瘟疫，在亚洲、非洲和欧洲夺走了 1 亿人的生命。第二次发生于 14 世纪，史称黑死病，5000 万人死亡，欧洲整整减少了 1/4 的人口。1894 年，中日甲午战争爆发，这一年，中华民族深重灾难中又出现了鼠疫的暗影。第三次鼠疫大流行发生在中国广东和香港，继而通过海运播散到全球。

1894 年，鼠疫菌终于被 31 岁的法国人 Alexandre Yersin 分离出来并确认为鼠疫的真正元凶。在这一次大瘟疫中，人们认识到了鼠和鼠蚤在鼠疫中的作用，开始科学地采取预防和控制措施。

1947 年，Albert Camus 出版了长篇小说《鼠疫》，通过对苦难、死亡和存在的思考，去寻找希望、光明和信仰。1957 年，44 岁的 Albert Camus 获得诺贝尔文学奖。

亲密过头越过红线

感染后可能出现的疾病类型有 3 种：腺型、肺型及败血型，其中以腺型最为常见。

临床症状有高热、寒战、头痛、淋巴结肿痛等，疾病进展迅速，凶险异常。肺鼠疫更为凶险，病程进展迅速，数小时内就能发展到胸痛、咳嗽、咯痰、咯血。

12. 布鲁菌病家畜易传

追本溯源略知一二

1860 年，英国医师 Morston 发现了一种以发热为特征的"地中海弛张热"，并首次对布鲁菌病进行了描述。6 年后，英国学者 Bruce 在死于"地中海弛张热"的士兵尸体脾脏标本中发现有大量的微小菌体，第二年，他成功分离到"马耳他球菌"，后来根据发现者 Bruce 命名为布鲁菌，即现在的羊种布鲁菌。

以后又相继分离到布鲁菌属的其他菌体。例如，1897 年 Bang 在病牛的流产物中分离到牛流产杆菌，1914 年 Traum 从早产死亡的仔猪体内分离出猪流产杆菌。

自首次报道以来，全世界共有 170 多个国家和地区（其中我国包括 25 个省、市和地区）发现有人、畜感染布鲁菌病并大面积流行。2010 年，我国北方某大学的 27 名学生和 1 名教师因在实验中使用了未经检疫的山羊而感染布鲁菌。

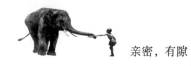

亲密过头越过红线

患者临床特点为高热、多汗、关节痛、肌肉痛、肝、脾肿大等，会造成男性不育、孕妇流产，侵犯中枢神经系统，侵蚀骨骼，甚至让患者丧失劳动能力。

动物接触史是协助诊断布鲁菌病的重要线索，本病特殊临床表现是波浪热（体温持续上升到 39℃ 或以上，发热数日后逐渐下降，数日后再次发热，如此反复发作）、睾丸炎等。

在患者血、骨髓、脓液等处培养出布鲁杆菌可作为确诊的依据。

13. 亲近猫谨防猫抓热

追本溯源略知一二

猫抓热病是人被猫舔伤、咬伤或抓伤后感染了巴东杆菌（Bartonella Henselae）进而引起的发热性传染病。

猫抓热是巴黎大学儿科医生 Rober Dcbre 在 1931 年发现并报道的，1950 年根据猫抓伤后引起区域性浅表淋巴结肿大被命名为猫抓热。

1983 年，Wear 等用银染和革兰氏染色的方法在疑似患者淋巴结组织内检测到革兰氏染色呈阴性、WS 染色呈黑色的短棒状杆菌，确定了致病菌。随着检测技术的发展，进一步明确该致病菌为巴东杆菌。

亲密过头越过红线

患者被猫抓伤或咬伤后，受伤部位的皮肤出现暗红色丘疹（肿胀）并伴化脓灶，有时伴结痂，同时还引起淋巴管的感染，俗称"起红线"。患者伤口愈合缓慢，持续发红。

42% 的患者在发病早期会出现皮肤病变。腋窝淋巴结肿大约占 44%，腹股沟淋巴结肿大约占 27%，颈部淋巴结肿大约占 22%，肘部淋巴结肿大约占 7%。患者 80% 出现淋巴结压痛，70% 出现低热，45% 出现皮肤病变，35% 出现全身倦怠伴头痛，3% 出现视力障碍。

14. 接触猪防猪链球菌

追本溯源略知一二

猪链球菌病是由猪链球菌感染人引起的一种人兽共患性疾病。该病在养殖业发达或有食用猪肉习惯的国家或地区较多见。

1950年，猪链球菌在荷兰和英国被发现。1968年，丹麦首次报道人感染猪链球菌病例。

在我国10多个省份发生过不同规模的流行，如1998年江苏省25人感染猪链球菌，14人死亡；2005年四川省204人感染猪链球菌，38人死亡。

亲密过头越过红线

感染中毒症状：畏寒、寒战，伴头痛、头晕、全身不适、乏力等。

消化道症状：食欲下降、恶心、呕吐。

皮疹：皮肤出现瘀点、瘀斑。

休克：血压下降，末梢循环障碍。

中枢神经系统感染表现：脑膜刺激呈阳性，重者可出现昏迷。

呼吸系统表现：部分严重患者出现呼吸衰竭症状。

少数患者有关节炎、化脓性咽炎、化脓性淋巴结炎等症状。

重症患者可合并中毒性休克综合征和链球菌脑膜炎综合征。

（三）来自动物其他病原

1. 真菌感染令人烦恼

追本溯源略知一二

从19世纪起，科学家开始对病原真菌进行系统的研究，发现对人类致病的真菌分为浅部真菌和深部真菌。前者侵犯皮肤、毛发、指甲，对身体影响较小；后者可侵犯全身内脏，严重的可引起死亡。

1928年，Alexander Flemin发现青霉素的抗生作用。1929年，他发表了题为《论青霉菌培养物的抗菌作用》的论文，这项成果拯救了无数患者，意义

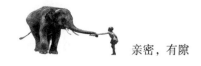

重大，这一年被视为"抗生素元年"。

亲密过头越过红线

浅部真菌感染：感染涉及皮肤角质层和皮肤附属器，病菌能广泛破坏这些组织的结构，最常见的是皮肤癣菌病，如猫癣（犬小孢子病）、马拉色菌病等。

深部真菌感染：又称侵袭性真菌感染，除侵犯皮肤和皮下组织外，还累及深部组织和器官，甚至引起播散性感染。主要包括念珠菌病、曲霉病、隐球菌病等。

真菌超敏反应：过敏体质者吸入菌丝或孢子引起哮喘、荨麻疹等。

真菌性中毒：粮食霉变后被食入，真菌或其产生的毒素会引起急慢性中毒，并导致肝、肾、血液和神经系统损伤。常见急性黄曲霉毒素中毒。

2. 畜牧区大害——包虫病

追本溯源略知一二

包虫病被形容为可怕的"虫癌""虫魔"。

包虫病流行于世界上许多畜牧区，中国目前是疫情最严重的国家，发病率居全球之首，主要分布于内蒙古自治区、新疆维吾尔自治区、西藏自治区、甘肃、青海、宁夏回族自治区、陕西、河北、四川等地的高山草甸地区、牧区及半农半牧区，覆盖国土面积达44%，流行区人口数约6600万，全国每年患包虫病的家畜在5000万头以上，造成直接经济损失逾30亿元，是牧民因病致贫、返贫的原因之一。包虫病也是世界卫生组织认定的全球10种经济负担极重的疾病之一。

亲密过头越过红线

棘球绦虫感染人体后，可存在于人体几乎所有部位。包虫病的临床症状随寄生部位和感染数量的不同而存在明显差异，潜伏期一般为10～20年，只有少量的患者被发现，皮下会出现结节。

病原体寄生在肝脏，会引起右上腹部渐渐隆起，出现食欲不振、恶心、呕吐、黄疸、皮肤瘙痒等症状，后期常见贫血、消瘦、低热及恶病质现象，甚至伴随剧烈腹痛、发热、荨麻疹等急性过敏性休克，病情严重的则可导致死亡。

病原体寄生在肺部，会出现高热、咳嗽、胸痛、窒息等症状。

病原体寄生在脑部，患者常表现出头痛、颅内高压、癫痫等症状。

仅临床症状一般不能确诊，有疑似症状时可利用血清学、X 光、超声波检查或变态反应检测进行诊断。

3. Q 热表现好似流感

追本溯源略知一二

Q 热是由贝氏柯克斯体（Coxiella burnetii，俗称 Q 热立克次体）引起，经动物传给人的传染病，是一种呈世界性分布的人兽共患病。

1935 年，澳大利亚一家肉制品厂的工人中暴发原因不明的热病，1937 年该病被命名为 Q 热（Query fever）。

我国于 1950 年首次发现 Q 热的病例。1963 年在四川雅安、1965 年在云南昆明、1968 年在西藏阿里地区暴发人 Q 热，迄今为止，我国大多数省、市、自治区已证实有 Q 热发生。2009 年，荷兰暴发 Q 热，发病人数高达 2357 人。2014 年 8 月，我国在入境的羊驼中检出贝氏柯克斯体，并依法做扑杀处理。

亲密过头越过红线

急性症状：潜伏期一般为 14 ~ 39 天，平均 20 天。表现为发热、畏寒、剧烈头痛、肌肉痛、关节痛和乏力，严重者常伴有肺炎、肝炎。

慢性症状：Q 热病程超过半年，主要表现为心内膜炎、肉芽肿性肝炎、骨髓炎等。

4. 从天而降的鸟儿病

追本溯源略知一二

100 多年前，人们发现经常接触鹦鹉会得一种"肺炎"，于是人们将其命名为鹦鹉热。后来，人们又将其称为鸟疫，因为发现除了鹦鹉以外，鹦鹉热

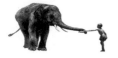
亲密，有隙

还能感染很多鸟类和禽类，尤其是鸽子。

鹦鹉热是一种由于人类接触病鸟而发生的疾病，是由鹦鹉热衣原体（Chlamydia psittaci）引起并由某些鸟类传播的急性传染病，为鸟类和家禽的常见病。

亲密过头越过红线

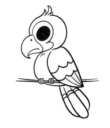

感染鹦鹉热的人轻者往往出现流感样的症状，出现高热、恶寒、头痛、肌痛、咳嗽等病症。

重者主要表现为非典型性肺炎。

5. 有生命的"微型弹簧"

追本溯源略知一二

美国外科医生 A. M. Stimson 于 1907 年首次在一名"黄热病"的死亡患者肾脏中观察到钩端螺旋体。日本生物学家 Noguchi Hideyo 于 1917 年发现这些螺旋体与其他已知螺旋体不同，并命名为钩端螺旋体，沿用至今。

1958 年夏，四川省温江地区农村首次暴发了大规模的钩端螺旋体病疫情。1995 年，尼加拉瓜洪水后钩端螺旋体病流行，2259 人发病。1998 年，美国 876 名运动员参加了游泳、自行车和长跑比赛，其中 98 名参赛者感染钩端螺旋体病，另有 14 名附近居民因接触比赛水源而感染该病。2012 年，菲律宾因热带风暴引发洪灾，导致 200 多人感染了钩端螺旋体病。

亲密过头越过红线

人感染钩端螺旋体：临床症状差异较大，有的患者表现为无症状感染，仅血清呈阳性反应。有的患者则为内脏多器官受损，最初类似流感症状，畏寒发热、全身乏力，部分出现呕吐、腹泻、结膜充血、淋巴结肿大等。病原体可通过黏膜侵入机体，经过 7～10 天潜伏期后，进入血液大量繁殖，约 1 个月后侵入肝、脾、肾、淋巴结和中枢神经系统等组织器官，引起组织脏器的损伤，导致出血、黄疸、血尿、尿闭、神志不清等症状，严重者可致死亡。少数人在病情控制后会复发，出现后发热、眼后发症和神经系统后发症等。

动物感染钩端螺旋体：大多数情况下，猪和牛缺乏典型的临床症状，仅见腹泻、消瘦。急性病例多见于仔猪，呈现短时间发热及结膜炎。马多为隐性感染，急性病例较少，且症状与牛相似。犬主要表现为出血性黄疸、高热、流产等症状。

6. 宠物螨病青睐接触

追本溯源略知一二

目前已发现的螨有 5 万多种，其中大部分和医学有关，人被螨虫感染可引起皮肤瘙痒、红斑、荨麻疹和痤疮。2009 年 8 月，通化某煤矿职工群发丘疹性荨麻疹事件，累计发病人数高达 304 人，该事件由螨虫感染引起。2012 年，在日本发现首例由螨虫引起的病毒感染，人感染病毒后，引起血小板减少等病症，有 4 人感染此病症死亡。

螨病是一种由螨虫引起的非季节性、瘙痒性宠物皮肤病，很多种哺乳动物都可感染螨病，尤其是家养宠物，偶尔也会传染给与之接触的人类，并引起瘙痒和自限性皮炎。犬、猫作为人类最主要的宠物，其皮肤可以藏匿多种螨虫，这些螨虫对人类都具有感染及致病的潜在危害。

亲密过头越过红线

螨虫靠刺吸人的皮肤组织细胞、皮肤腺分泌的油脂等为生。

人感染后的症状与动物类似，发病部位瘙痒难忍，长红斑、脓疱、结痂、脱屑和毛细血管扩张。成人常见于皮肤较薄、潮湿的地方，如肘窝、腋窝、腹股沟、外生殖器等处；儿童则全身皮肤均可出现。

7. 小虫大病利什曼病

追本溯源略知一二

利什曼病为地方性传染病，是全球五大寄生虫病之一。多发于地中海国家及热带和亚热带地区，较大儿童和青壮年发病率较高。

在中东地区，伊拉克于 2005 年暴发了该病疫情，两周内便出现 250 例新发病例。1997—1998 年，我国新疆喀什地区的患者达 269 例，2005—2014 年，甘肃省累计报道内脏利什曼病 1260 例。近年来，我国陕西、山西、内蒙古自

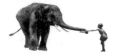 亲密，有隙

治区、新疆维吾尔自治区、甘肃、四川等地均有病例出现。

由于免疫力下降人群增多、人口流动、开发荒漠或森林等原因，世界范围内利什曼病病例数量出现回升局面。

亲密过头越过红线

内脏型利什曼病：表现为长期不规则的发热、脾脏肿大、末梢血液白细胞减少、贫血、鼻出血、齿龈出血或皮肤瘀点。感染较重的患者面部、四肢等处皮肤逐渐呈暗黑色。

皮肤型利什曼病：表现为皮肤上出现褪色的斑疹或肉芽瘤样的结节。

淋巴结型利什曼病：表现为淋巴结肿大，少数可有乏力或低热症状。

由于该病潜伏期较长，早期诊断对治疗极为重要。疑似患者可通过血清学方法检测病原及抗体，或者通过组织穿刺物涂片及培养查看利什曼原虫。

8. 小小弓形虫危害大

追本溯源略知一二

1908 年，法国学者 Nicolle 及 Manceaux 在北非突尼斯刚地梳趾鼠（Ctenodactylus gondii）的脾脏单核细胞内，发现一种呈弓形的虫体，将其命名为刚地弓形虫。

弓形虫病是由广泛寄生在人和动物有核细胞内的弓形虫引起的一种严重的人兽共患病。该病在世界各地普遍存在，具有广泛的自然疫源性，主要由猫科动物排出含有感染性卵囊的粪便，引发畜、禽、多种野生动物及人类感染。

全世界人口血清抗弓形虫抗体阳性率为 25%～50%；英美成人为 16%～40%；欧洲和拉丁美洲为 50%～80%；法国人喜欢生吃牛肉和饲养宠物，高达 80%～90%；中国人群为 0.09%～34%。1995 年 1 月，韩国某海军陆战队 5 名战士在一周内突发多处淋巴结无痛性肿大，经调查发现他们均食用未煮熟的猪肉及猪肝，经淋巴结活检发现他们感染了弓形虫淋巴结炎。

亲密过头越过红线

弓形虫病多数为隐性感染；免疫缺陷的人和动物常有全身症状，严重者有生命危险，需及时治疗；可通过胎盘屏障，致胚胎畸形，甚至在出生数月

或者数年后发生视网膜炎、斜视、失明、癫痫、精神运动或智力迟钝等。

90%的患者可能有急性淋巴结炎，还可能有高热、呕吐、无脑儿、脑积水、肝脾肿大伴腹水等症状。

9. 吃进去的囊尾蚴病

追本溯源略知一二

囊尾蚴病，又称囊虫病、猪囊尾蚴病，是在我国流行的危害严重的食源性寄生虫病。

我国卫生部于2001年6月至2004年年底在全国31个省、市、自治区组织开展了人体重要寄生虫病现状调查，囊尾蚴病调查了96 008人，阳性率为0.58%，受重点食源性寄生虫病威胁的人群主要为妇女和儿童，患者大多分布在西部地区、少数民族地区和经济欠发达地区。

亲密过头越过红线

根据囊尾蚴在体内寄生部位、寄生时间、感染程度、虫体存活状况等情况的不同及宿主反应性的差异，囊尾蚴病的临床症状差异较大，从无症状到突然猝死均有报道。

根据囊尾蚴寄生部位的不同，囊尾蚴病可分为脑囊尾蚴病、皮下及肌肉囊尾蚴病、眼囊尾蚴病、其他部位囊尾蚴病。

当在皮下触摸到黄豆粒大小的圆形或椭圆形的可疑结节时应考虑囊尾蚴病。

若有原因不明的癫痫发作，又有在此病流行区生食或食未熟猪肉史，尤其有肠绦虫史或皮下结节者，也应考虑患有脑囊尾蚴病的可能。

皮下结节的病理活检和电子计算机断层扫描（CT）及磁共振成像（MRI）等影像学检查可作为确诊的重要依据。

10. 水中幽灵血吸虫病

追本溯源略知一二

日本学者Kameda Fujiro于1903年首次发现日本血吸虫病，血吸虫病是由

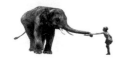

寄生在人体血液中的血吸虫引起的。其病原在第二年被正式命名为日本血吸虫。

1905 年，我国发现首例日本血吸虫患者，美籍医师 Logan 在我国湖南常德周家店一例男性患者的粪便中检出血吸虫。然而近代考古研究发现，其实本病在我国至少存在 2000 年的历史。中华人民共和国成立初期，全国有 1000 万余患者遍布 13 个省、市、自治区。在我国主要引起人患病的病原是日本血吸虫，在人体中雄虫和雌虫合抱在一起。中华人民共和国成立后对血吸虫病开展了大规模防治工作，至 20 世纪 70 年代末，患者人数已降至 250 万，已很少见到晚期患者。

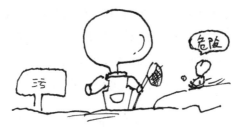

亲密过头越过红线

血吸虫病的主要症状包括发热、胃肠道症状。重度感染者由于产生腹水，肚子会胀得很大，有时候患者还会出现咳嗽和胸痛，甚至还会有血痰。

11. 生吃鱼虾肝吸虫病

追本溯源略知一二

中华支睾吸虫，简称华支睾吸虫，又称肝吸虫或华肝蛭。

1874 年，首次在印度加尔各答一名华侨的胆管内发现，1875 年被命名，1908 年被证实该病存在于我国。1975 年，在我国湖北江陵西汉古尸粪便中发现本虫虫卵，继之又在该县战国楚墓古尸中再次检出该虫卵，从而证明华支睾吸虫病在我国至少已有 2300 年的历史。

肝吸虫主要经消化道感染人体，在我国广泛分布并流行，尤其是在广东地区，据江门市疾控部门抽样调查加临床统计估算，2014 年江门市 400 多万人口中有 280 多万人感染肝吸虫病，危害严重。

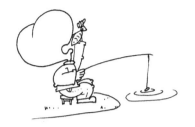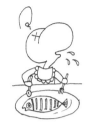

亲密过头越过红线

患者的症状往往经过几年才逐渐出现，一般以消化系统的症状为主，疲乏、上腹不适、食欲不振、厌油腻、消化不良、腹痛、腹泻、肝区隐痛、头晕等较为常见。

严重感染者会出现头晕、消瘦、水肿、黄疸和贫血，或皮肤出现大量红斑。

在晚期可发生肝硬化、腹水，甚至死亡。

12. 生肉吃出旋毛虫病

追本溯源略知一二

旋毛虫病是由旋毛虫引起的人兽共患病，属于寄生虫病之一，呈世界性分布，欧洲、北美洲发病率较高。

2001 年 12 月，塞尔维亚发生一起旋毛虫病疫情，共导致 309 人发病。自我国 1964 年首次报道人感染旋毛虫病例以来，该病曾在 10 余个省、市、自治区的 92 个县（市）暴发流行。2005 年 3 月，云南省大理市喜洲镇某村暴发了一起群体性旋毛虫病感染事件，共有 68 人发病。

亲密过头越过红线

患者发病后会出现腹痛、腹泻、恶心、呕吐、持续性高热、荨麻疹、斑丘疹、眼睑和面部水肿等症状。患者常感到肌肉疼痛，以四肢肌肉为著。

二、宠物与人兽共患病

（一）宠物传播的传染病

宠物名片

《新华字典》的定义：猫、狗等由家庭饲养的观赏小动物。

《辞海》的定义：指豢养的招人喜爱的小动物，如波斯猫、哈巴狗。

《世界百科全书》的描述：陪伴人并受宠爱的动物也可以称为宠物。

我国大陆地区的法律定义：犬、猫及其他供玩赏、伴侣之目的而饲养或者管领之动物。

尽管不同地区及文化背景的人对宠物有着不同的理解方式，但出于非经济目的而豢养的动物这一本质性特征得到了广泛的认可。

随着人们生活水平的提高，各种各样的宠物进入了人们的家庭，成为家庭中的一员。宠物作为伴侣或观赏动物而存在，讲究外观美丽和性格温顺，可以给人类添加很多乐趣。现在的宠物，大多数品种是经过人工培育而成，也有品系纯正的宠物，因出身"名门"而价格不菲。

宠物的家族成员

1. 哺乳类

哺乳类宠物包括猴、雪貂、狐狸、刺猬、犰狳、穿山甲、浣熊、地鼠（仓鼠）、豚鼠（荷兰猪）、香猪、垂耳兔、毛丝鼠（龙猫）、松鼠、羊驼、矮种马等。

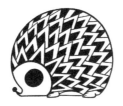 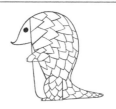

2. 爬行类

爬行类宠物包括蟒蛇、巴西龟、蜥蜴、鳄鱼等。

 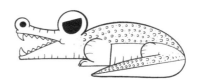

3. 昆虫类

昆虫类宠物包括蜘蛛、蜈蚣、蝴蝶、蟋蟀、蝎子、蜜蜂、蚂蚁、蝈蝈、蟑螂、蝉等。

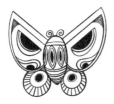   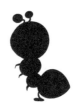

4. 两栖类

两栖类宠物包括蛙、蟾蜍、蝾螈等。

 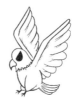

5. 鸟类

鸟类宠物包括八哥、虎皮鹦鹉、鹰等。

6. 鱼类

鱼类宠物包括锦鲤、清道夫鱼、孔雀鱼、罗汉鱼等。

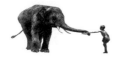 亲密，有隙

我们身边的宠物有多少呢？

犬和猫是最常见的宠物，其中宠物犬约占全部宠物的85%，宠物猫约占15%。中国经过注册的宠物已经超过1亿只，其中北京城区注册的宠物犬就有100多万只，还有大量尚未注册的宠物，据不完全统计，我国大陆地区有犬2亿只，猫0.8亿只。

世界上有犬种1400多种，其中定类的有500多种，现存的犬有450种左右，世界名犬里收录的有240多种。按照犬的体形，分为迷你犬、小型犬、中型犬和大型犬。常见的宠物犬的种类有泰迪犬、比熊犬、蝴蝶犬、吉娃娃、贵宾犬、京巴犬、西施犬、腊肠犬、哈士奇、金毛、金狮、比格犬、沙皮犬、拉布拉多、萨摩耶、牧羊犬、黑背犬等。

美国国际爱猫联合会（The Cat Fanciers' Associationg, INC.）收录猫的品种有40种。宠物市场上比较常见的宠物猫品种有中国狸花猫、山东狮子猫、波斯猫、虎斑猫、喜马拉雅猫、金吉拉猫、英国短毛猫、美国短毛猫、异国短毛猫、北美洲短毛猫、暹①罗猫、加拿大无毛猫、苏格兰折耳猫、孟加拉豹猫、俄罗斯蓝猫、埃及猫、缅因猫、巴曼猫、挪威森林猫、沙特尔猫、克拉特猫、哈瓦那猫、布偶猫、凡稀卷耳猫、安哥拉猫、新加坡猫等。

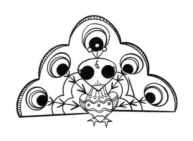

随着宠物种类的多元化发展，除了猫、狗、鸟、鱼等传统宠物，许多另类宠物也进入了人类的家庭，日渐成为人类新宠，新兴宠物数量也正迅猛增长。

为了人类自身和宠物的健康，我们必须对宠物投入更多的关注，掌握更多的知识，以善待宠物，防范疾病。

1. 宠物家族成员常患疾病

随着人们生活水平的提高，养宠物的朋友越来越多，人们把这些宠物也当成家庭中的一员，对其呵护备至。但是宠物也和人一样，常常会感染多种疾病，而且宠物无法诉说自己的病痛，当人们发现宠物得病时，往往它们的病情已经很难控制，留下不可治愈的疾患，甚至死亡，使得它们的主人为之焦虑和悲伤。为了更好地预防和治疗宠物疾病，应该掌握一些基本的宠物疾

---

① 读 xiān。

病防治知识，让这些小天使们健康快乐地和我们生活在一起，也不至于威胁人们的健康。

犬常患疾病

犬是人类最好的朋友，它们最常见的疾病是皮肤问题。

1. 皮肤病

①跳蚤、虱、蜱感染。这3种寄生虫是狗猫体表常见的外寄生虫，它们叮咬犬皮肤，吸食血液，引起皮肤瘙痒，被毛粗乱；严重时脱毛，体弱贫血。诊断主要依据在犬体表发现活的虫体，毛根处有跳蚤粪便和虱卵，犬突然性瘙痒、舔咬及叫唤等。

②钱癣病。主要病原是小孢子菌或毛癣菌。本病为接触性感染，这种真菌存在的范围非常广，地毯、草地、土壤中都可以生存。犬或猫感染后的症状为一片一片地掉毛，并不停地搔痒。诊断主要靠显微镜检查，人也能感染这类真菌。

③犬皮肤细菌感染，又称犬脓皮症。病原为葡萄球菌。表现为皮肤脓疱疹、毛囊炎等症状。

④皮肤螨虫感染。主要表现为毛囊红肿、脓疱、脱毛和瘙痒。诊断主要靠皮肤刮取物在显微镜下检查。

⑤皮肤过敏反应。分为急性过敏反应和慢性过敏反应两种。急性过敏反应常发生在食入或注射药物后立即出现丘疹和瘙痒症状，严重的还出现休克，甚至死亡。慢性过敏反应表现为全身起红疱、丘疹、瘙痒、皮肤掉毛，有些还伴有呕吐和腹泻等症状。慢性过敏或局部性反应的主要原因为：a. 外寄生虫如蚤、虱、蜱的口器、唾液、排泄物过敏；b. 皮肤螨虫过敏；c. 浴液过敏；d. 食物过敏。

⑥内分泌机能异常导致皮肤疾病。例如，雌激素过剩、肾上腺皮质机能亢进、甲状腺机能减退或营养缺乏等原因导致的皮肤疾病。多见的症状是脱毛、毛囊颜色变黑成为黑头粉刺、皮肤鳞屑增多、瘙痒等。内分泌异常引起的皮肤病主要依据皮肤的特异性变化和全身机能状态改变来诊断。

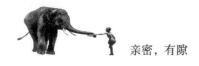

2. 体内的寄生虫和有害生物

宠物犬，尤其是幼犬常见的第二类疾患是体内的寄生虫和有害生物。例如，钩端螺旋体能寄生在肾脏或肝脏内，人和宠物得了这种病会引起炎症，症状有黄疸、血尿、发热等，如果不及时治疗会有致命的危险。蛔虫、弓形虫、绦虫、钩虫等都属于人兽共患的寄生虫，宠物到过的地方、宠物的粪便里都可能带有虫卵。它们的卵在自然环境中可以生存几个月，只有经常打扫卫生，经常为宠物用具餐具消毒，才能防患于未然。

3. 传染性疾病

传染性疾病包括犬瘟热、狂犬病、犬细小病毒病等。

①犬瘟热。此病是由犬瘟热病毒感染引起的一种接触性传染病，病症复杂，致死率高，是危害犬类的第一大传染病。其病原体是犬瘟热病毒。犬瘟热病毒遍布世界各地，一年四季均可发生，多发于冬、春寒冷季节，不同年龄、性别和品种的犬均可感染，幼犬和纯种犬更易感染。病犬为主要传染源，病犬的鼻液、唾液、泪液、呼吸道飞沫、组织器官、血液中有大量病毒存在并能通过尿液长期排毒。有些病犬临床恢复后，可长时间向外排毒，成为带毒犬，也是不为人注意的传染源。试验表明其传播途径主要是呼吸道，其次是消化道。犬瘟热病毒之所以危害严重是因为它是一种泛嗜性病毒，可感染多种细胞与组织。病犬表现为体温升高、食欲降低、精神不佳、病情急剧恶化，多数病犬死亡。

②狂犬病。此病是一种人兽共患的死亡率极高的传染病，病原体是狂犬病病毒。病犬主要表现为狂躁不安和意识紊乱，攻击人畜，最后发生麻痹而死亡。狂犬病病毒主要存在于病畜的脑组织和脊髓中。病犬的唾液腺和唾液中也有大量病毒，并随唾液向体外排出。因此，当动物被病畜咬伤后，就可感染发病。除此之外，很多野生动物，如狼、狐、鹿、蝙蝠等感染本病后，不仅可发病死亡，而且还可扩大传播。例如，有些品种的蝙蝠，感染狂犬病病毒后，它们经常袭击人畜，使之感染发病。狂犬病的感染途径多是由携带狂犬病病毒的犬、狼、猫、鼠等肉食动物咬伤或抓伤而感染。呼吸道分泌物及尿液污染的空气也可引起人和畜的呼吸道感染。发病症状表现为狂躁不安、恐水、流涎和咽肌痉挛，终至发生瘫痪而危及生命。已感染狂犬病毒未发病的动物同样能使人发生狂犬病。

③犬细小病毒病。此病是危害犬类的最主要的烈性传染病之一。犬细小病毒主要感染幼犬，传染性极强，死亡率较高，一年四季均可发病，以冬、春为高发期。病犬的呕吐物、唾液、粪便中均有大量病毒。康复犬仍可长期通过粪便向外排毒。有证据表明，人、虱、苍蝇和蟑螂都可成为机械携带者。健康犬经消化道感染病毒后，病毒主要攻击肠上皮细胞和心肌细胞，分别表现为胃肠道症状和心肌炎症状。病犬脱水，消瘦，被毛凌乱，沉郁，休克，死亡。从病初症状轻微到严重不超过 2 天。心肌炎型多见于幼犬，初期仅表现轻微腹泻，继而出现呼吸困难、脉搏快等症状，常在数小时内死亡。该病发病迅速，传染性强，死亡率高。

4. 胸腰椎椎间盘突出病

椎间盘突出是椎间盘变形向背侧或腹侧突出压迫脊髓而引起的以运动障碍为主要特征的疾病。致病的外力因素包括动物从高处跳下、经常上下楼梯、突然跌倒等。动物受到上述外力的作用后如果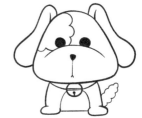椎间盘受损，就会表现为不愿走动、步样跛跂、触压腰背部有疼痛反应。需做 X 射线摄影来进行确切诊断。

知识环岛

猫常患疾病

猫咪外形甜美，温柔可爱，目前是国内家庭中最普遍的宠物。

1. 皮肤病

它们易患的皮肤疾病多数与犬类相同，体内外寄生虫的种类基本相同，但因为其身体构造特点和对病原体的耐受性与犬不同，所以猫对寄生虫敏感的部位和隐性感染的病原体与犬还是有一定差别。如猫被螨虫感染易得猫耳螨病。此病具有高度的接触传染性。临床表现耳部奇痒，不断摇头，病猫不时用后爪搔抓耳部，导致耳血肿，耳道中可见有棕黑色的分泌物及表皮增生症状。当继发细菌感染时可造成化脓性外耳炎及中耳炎，深部侵害时可引起脑炎，出现脑神经症状。

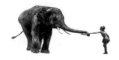

2. 体内的寄生虫和有害生物

①弓形虫病。此病为一种重要的人兽共患病。宠物猫感染后，通常无明显症状，个别有体温升高、呼吸困难和肺炎等症状。虫卵随病猫的粪便排出体外，经饮食、接触而传染给人或其他动物。

②旋毛虫病。此病是多种动物共患的寄生虫病，在疫区，猫的带虫率最高，其次是犬。人多通过消化道感染此病，以肠胃症状、全身水肿、高热、肌肉剧烈疼痛为特征。

3. 传染性疾病

①猫瘟热。此病又称猫泛白细胞减少症，是猫的一种急性接触性传染病。病猫表现为突发高热、呕吐、腹泻、脱水、循环障碍及白细胞减少。病原体是细小病毒属的一种病毒。几个月的幼猫多急性发病，表现为高热、呕吐、突然死亡。成年猫多表现为高热、鼻有黏性分泌物、粪便黏稠样、严重脱水、贫血。

②狂犬病。最初由疯狗引起，但感染病毒的猫也是重要的传染源。携带病毒的猫更容易与人亲密接触，突然攻击抓伤人的头、颈、面部等重要部位。

③猫传染性腹膜炎病。此病是由冠状病毒所引起的高度传染性疾病。发病初期症状不明显，随病程的发展逐渐明显。病猫多数出现体重减轻、食欲减退、呼吸困难、逐渐消瘦、贫血等症状。后期猫因高度脱水而休克，最后死亡。少数病猫出现眼部角膜水肿、中枢神经受损、黄疸症或肾功能障碍等不同症状。

知识环岛

宠物兔常患疾病

1. 皮肤病

兔的皮肤问题中最常见的是兔螨病。此病是由兔螨引起的一种慢性皮肤病。病兔的足、爪、鼻和外耳部等处出现剧烈痒痛、皮肤发炎甚至脱毛，病兔到处摩擦、搔抓或啃咬，食欲不振，日渐消瘦，贫血。此病传播迅速，可引起死亡。对病兔应及时隔离治疗，并彻底清洗消毒圈舍及污染的用具，保持圈舍通风、透光和干燥。

2. 体内的寄生虫和有害生物

兔的内寄生虫中最重要的是兔球虫病。球虫病的病原体为艾美尔球虫，寄生于兔小肠、胆管的上皮细胞内，是对家兔危害严重的一种病。根据球虫寄生部位的不同，分肝型、肠型和混合型3种。病兔出现瘦弱、食欲不振、贫血、拉稀、腹胀、皮毛蓬乱无光、磨牙流唾液等症，死亡率很高。

3. 传染性疾病

兔易感的传染病最常见的是兔瘟、兔巴氏杆菌病、兔大肠杆菌病等。

①兔瘟。又称兔病毒性出血病，是由兔瘟病毒感染引起的一种急性传染病，对成年家兔危害很大。多数病兔体温升高，精神萎靡，食欲减退，呼吸急促，有的发生惊厥，抽搐而死。

②兔巴氏杆菌病。此病是由多杀性巴氏杆菌引起的急性传染病。主要侵害幼兔，春季多发。发病表现为体温升高、呼吸急促、打喷嚏等症状，死亡率很高。

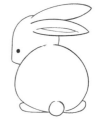

③兔大肠杆菌病。主要侵害幼兔，一年四季均有发生，但尤以春季最甚。病兔体温正常，精神沉郁，消瘦，磨牙，流涎，不食，排出黄色水样稀便，病兔死亡率很高。

知识环岛

宠物鼠常见疾病

宠物鼠易患的皮肤病主要是真菌引起的钱癣病，或缺乏维生素C引发的脱毛。

鼠类肠炎的致病因素比较复杂，很多病鼠是多种病原体（病菌或内寄生虫）的混合感染，症状表现为精神抑郁、食欲不振、拉稀，甚至死亡。

此外，鼠能感染多种病毒或病菌，但其本身并不发病，成为隐性感染的病原体携带者，如阿雷纳病毒引起的淋巴球性髓膜炎、鼠疫杆菌引起的鼠疫、结核杆菌引起的结核病、汉坦病毒引起的流行性出血热、钩端螺旋

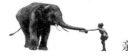
体引起的全身毛细血管中毒性损伤病、恙虫病立克次体引起的丛林斑疹伤寒等人兽共患病。带菌的宠物鼠能成为上述传染病的传染源和储存宿主，通过呼吸道或消化道将疾病传染给与之接触的人或其他动物。人一旦感染上这些疾病又没及时得到妥当救治，往往危及生命。

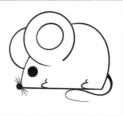

知识环岛

观赏鸟常患疾病

1. 体内、体外的寄生虫和有害生物

（1）体内的寄生虫和有害生物

鸟的内寄生虫包括消化道线虫、球虫、蛔虫、毛滴虫等。

①线虫病。是一种常见的消化道寄生虫病，主要危害画眉、鹩哥、鸽子等观赏鸟类。病鸟羽毛松乱，精神不振，食欲减退，活动量减少。随着病情的加重，出现羽毛渐失光泽、活动量减少、呕吐、腹部皮肤苍白等症状。

②球虫病。各种鸟都会发生，发病率、死亡率较高。病鸟呈现消瘦、口渴和腹泻等症状。病愈的鸟仍会生长发育受阻。雏鸟对本病的易感性高于成鸟。成鸟带虫体质瘦弱，病鸟粪便呈绿色、黑褐色或红色。各种球虫对宿主侵袭后不产生交互免疫力，即一种鸟在感染一种球虫后还会受到其他球虫的感染。观赏鸟被寄生虫感染主要是通过与带有虫卵的动物直接接触，或与被虫卵污染的空气、飞沫、土壤、饮水、饲料或养鸟所用器具的接触，经呼吸道、消化道或皮肤黏膜创伤等途径侵入体内。因此，科学的饲养管理是杜绝笼养鸟寄生虫病发生的重要手段。

（2）体外的寄生虫和有害生物

宠物鸟的外寄生虫以壁虱和叶虱为主。

①壁虱。是一种吸血的寄生虫，一般在夜晚爬上鸟身吸血。在感染的早期，鸟会发痒，尤其在脚部，晚上经常可以听到鸟摩擦栖木和笼子的声音。当壁虱不断繁殖，病鸟会逐渐出现消瘦、精神萎靡、羽毛蓬松、皮肤苍白等症状，严重时会造成病鸟的死亡。防治方法：平时可以用含除虫菊成分的驱虫剂对鸟笼做定期的驱虫。

②叶虱。是寄生于羽毛的寄生虫，会将鸟的羽毛咬成锯齿状，有些也

会吸血。一旦发现鸟有感染症状时，应立即将病鸟单独隔离以避免传染。

2. 传染性疾病

（1）由病毒引起的传染病主要包括新城疫、鸟疱疹病毒病、鸟痘、禽流感等

①新城疫。是由副黏液病毒属的病毒引起的急性高度接触性传染性疾病。特征为呼吸困难、下痢、神经机能紊乱、黏膜和浆膜出血。野生鸟和观赏鸟都易感染此病。本病的主要传染源是病鸟，经消化道通过饲料、饮水、用具传染，或经呼吸道通过带毒的飞沫、尘埃传染；此病毒也可以经眼结膜、泄殖腔和皮肤进入鸟体内。预防的最好方法是免疫接种。

②疱疹病毒病。是鸟类常见的呼吸道疾病，尤以侵入幼鸟为主。如疱疹病毒感染家鸽的上消化道，造成口腔、咽喉、食道、嗉囊的溃疡及伪膜。其他器官如肝、肾偶尔也会受到侵袭，病鸽出现食欲下降、羽毛逆立、呼吸困难、绿色下痢等症状，病情严重的病鸟在几天之内死亡。

③鸟痘。是由禽痘病毒引起的一种接触性传染病，通常分为皮肤型和黏膜型两类。发病季节主要在夏季和秋季，此时发病的绝大多数为皮肤型。多发于头部皮肤，有时发生在腿、脚、泄殖腔和翅内侧。起初出现麸皮样覆盖物，继而形成灰白色小结，很快增大，略发黄，相互融合，最后变为棕黑色痘痂。冬季发病的较少，常为黏膜型。病鸟起初流鼻液，有的流泪，两天后在口腔和咽喉黏膜上出现溃疡，采食与呼吸发生障碍。鸟痘病毒通常存在于病禽落下的皮屑、粪便及随喷嚏和咳嗽等排出的排出物中。健康禽类的皮肤和黏膜的缺损处如果被病毒侵入，便可发病。另外，吸血的媒介昆虫也有传播此病的作用。

④禽流感。是由禽流感病毒引起的一种急性传染病，此病可通过消化道、呼吸道、皮肤损伤和眼结膜等多种途径传播。流感病毒的致病性有强有弱，高度致病性的禽流感传染性极大，可以造成严重流行。其特点为突然发病，病情严重，迅速死亡，病死率接近100%。流感病毒有大量宿主，迁徙性水禽是禽流感病毒的天然宿主。家禽直接或间接接触迁徙野水禽被认为是导致禽流感流行的常见原因。活禽销售市场在流行传播中亦起重要作用。有时致病性低的病毒可发生突变，变成致病性高的病毒。禽流感也能感染人类，感染后主要表现为高热、咳嗽、流涕、肌痛等症状，多数伴

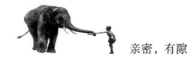

有严重的肺炎，严重者心、肾等多种脏器衰竭导致死亡，病死率很高。高度致病性病毒可在环境中存活很长时间，严格的卫生措施可为养殖场提供一定程度的保护。

（2）由衣原体、真菌、支原体、细菌等致病微生物引起的鸟类传染病有衣原体病、念珠菌病、支原体病、禽霍乱、结核病、沙门氏杆菌病等

①鸟衣原体病。又称鸟疫或鹦鹉热。鹦鹉热衣原体对各种鸟均有致病性，鹦鹉、鸽子最具有易感性。衣原体毒力强弱不同，病鸟的表现也不一样。病鸟发病前期呈现精神委顿、不食、眼和鼻有脓性分泌物、拉稀等症状，发病后期鸟严重脱水，成鸟多数可康复，但长期带菌，幼鸟多数死亡。病鸟和带菌者是本病的主要传染源。本病可由污染的尘埃和散在空气中的液滴经呼吸道或眼结膜感染，螨等吸血昆虫也可传染。人也可被传染，因此要注意自身的保护。

②念珠菌病。又称鹅口疮，是禽类常见霉菌性疾病。常造成鸽子上消化道的病变，造成口腔、食道、嗉囊或腺胃等病变，其病变处表面会发炎，形成伪膜，黏膜层会有增厚、圆形、略显白色突起的溃疡状病变。念珠菌病发生原因很多，如鸽舍的饲养环境太差，鸽舍温度、湿度太高，营养失调，这些因素都会造成鸟体内白色念珠菌大量增生而发病。

③支原体病。一年四季均可发生，冬、春季为多发期。病鸟眼鼻流出浆液性渗出物，眼鼻周围的羽毛常被渗出物污染而结球，造成眼睛封闭。炎症蔓延到下呼吸道后表现为咳嗽、呼吸困难、食欲减退、逐渐消瘦等症状。该病属于慢性炎症，因此药物的治疗效果较差。

④禽霍乱。是一种急性传染病。病原体是禽霍乱巴氏杆菌。此病菌是一种条件性病菌，在自然界分布很广，主要通过呼吸道、消化道及皮肤创伤传染。病鸟的尸体、粪便、分泌物和被污染的笼具、饲料和饮水等是主要的传染源。病鸟表现为精神不振、羽毛松乱、剧烈下痢、逐渐消瘦、精神委顿、贫血，甚至死亡。

⑤结核病。鸽、鹦鹉、八哥等观赏鸟都易感染。病鸟体重减轻、倦怠下痢、羽毛无光泽、呼吸急促、逐渐消瘦，最后死亡。

⑥沙门氏菌病。是幼鸟常见的急性败血症，以食欲消失、腹泻为主要特征，病鸟多数死亡。

知识环岛

龟常患疾病

①腐皮病。单孢杆菌引起的受伤部位皮肤组织坏死病。肉眼可见病龟的患部溃烂。

②水霉病。真菌侵染龟体表皮肤引起的慢性皮肤疾病。表现为食欲减退、体质衰弱，表皮形成肿胀、溃烂、坏死或脱落，甚至死亡。

③体内寄生虫病。寄生虫的种类有盾肺吸虫、线虫、锥体虫、棘头虫等。病龟表现为体弱，生长迟缓，抵抗力差，体形消瘦，四肢乏力。应每半年左右喂 1 次驱虫药加以预防。

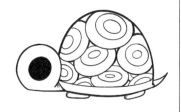

④软骨病。食物中缺乏各种微量元素尤其是维生素 D_3，而造成龟的骨质软化病。可在日常饲养管理中，尽可能地让龟接受自然阳光照射加以预防。

知识环岛

观赏鱼常患疾病

1. 皮肤病

观赏鱼的皮肤很容易被真菌感染，水霉病和鳃霉病是家养鱼最常见的疾病，如果治疗不及时，常造成鱼逐渐丧失活动能力，最后死亡。

①水霉病。一年四季皆可发生。发病的典型特征是霉菌孢子侵入鱼体表破损的皮肤，使鱼的身体上长出白毛。预防的最好方法是在给鱼换水时小心捕放，避免鱼体受伤。

②鳃霉病。是水中散落的真菌孢子侵入鱼的鳃部组织，不断生长，使鱼呼吸困难，最后使鱼因窒息而死亡。保持缸水清洁，改善水质，防止细菌及真菌滋长，一般可以防止此病的发生。

2. 体内的寄生虫和有害生物

这些寄生虫包括白点虫、寄生性纤毛虫、鱼虱和线虫等。倘若发现缸中一尾鱼生病，便应立即将其隔离治疗，这样才能防止其他观赏鱼也被感染。

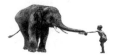

亲密，有隙

宠物在人兽共患病中扮演了重要的传染源或储存宿主的角色。宠物处在开放的环境下，可以作为多种病原体的中间宿主。多种传染病如狂犬病、血吸虫病、猫抓热、猪链球菌病、寄生虫疾病等，跟宠物都有一定的关联，宠物在传染病传播中的作用不容忽视。世界上已发现的人兽共患病有200多种，与宠物犬、猫有直接或间接关系的有70多种。病原包括病毒、细菌、衣原体、立克次体、真菌、寄生虫、节肢动物等。动物源性疾病的病原体尤其是病毒，是非动物源性病原体的2倍。

动物与人接触的机会和密切程度及环境因素是宠物传播疾病的条件。宠物的饲养、日常护理、疾病监测和健康检查等各个环节对于预防动物源性疾病都非常关键。

宠物易感传染病。宠物在长期的驯化和培育过程中，一方面表现出温驯、欢乐和灵性的特征；另一方面也表现出抵抗疾病能力差、对病原微生物易感性强的特点，甚至有很多宠物可以携带病原微生物而不发病，成为病原微生物的储存库。据统计，约60%的人类病原体来自动物，约80%的动物病原体为多宿主型，约75%的新发传染病是人兽共患病，约80%用于生物恐怖的病原体是人兽共患病病原体。人类在与携带这些病原体而不发病的宠物密切接触过程中，可能会因此感染而严重危害健康。

知识环岛

宠物犬可传播的传染病。明确可由犬传染给人的疾病有65种，常见的有狂犬病、钩端螺旋体病、淋巴细胞性脉络丛脑膜炎、寄生虫病、炭疽、布鲁菌病、出血性败血症、李斯特菌病、沙门菌病、兔热病、牛型结核病、鼠疫、斑疹伤寒、Q热、人型结核病、白喉、猩红热、螨虫病和霉菌感染等。其中，危害较严重的有狂犬病、布鲁菌病、钩端螺旋体病、弓形虫病等。

知识环岛

宠物猫可传播的传染病。猫是猫抓热、弓形虫病最常见的传染源，也可以携带狂犬病毒、布鲁杆菌、钩端螺旋体、土拉弗朗西斯菌、沙门菌、多杀性巴氏杆菌、伪结核菌、牛型结核杆菌、白喉杆菌、溶组织内阿米巴线虫、棘球蚴、美洲锥虫、利什曼原虫、蠕虫、旋毛虫、丝虫、线虫、绦虫、恙虫、霉菌等。

知识环岛

宠物猪可传播的传染病。小型猪可以传播给人的疾病包括西方脑炎、日本乙型脑炎、口蹄疫、流行性感冒、狂犬病、水疱性口膜炎、炭疽、布鲁菌病、李斯特菌病、类鼻疽病、伪结核病、沙门菌病、猪丹毒、巴氏杆菌病、兔热病、钩端螺旋体病、旋毛虫病、猪带绦虫病、细粒棘球绦虫病、姜片虫病、吸虫病、线虫病、并殖吸虫病、放线菌病、毛癣菌病和组织胞浆菌病等。

知识环岛

宠物鸟可传播的传染病。鸟类可以传播给人的疾病包括禽流感、鹦鹉热、Q热、虫媒脑炎、炭疽等，鸟类还可以携带并传播布鲁杆菌、肉毒杆菌、气肿疽杆菌、白喉杆菌、巴氏杆菌、伪结核杆菌、李氏杆菌、猪丹毒杆菌、禽型结核杆菌及沙门菌属的一些成员。霉菌中的曲霉菌、隐球菌、组织胞浆菌、毛癣菌等，都可能由鸟类传播给人。寄生虫中的鸭绦虫可以侵袭人。禽包虫也能侵入人体，禽螨能引起人的皮炎。

知识环岛

水生动物可传播的传染病。水生动物如鱼、青蛙、蟾蜍可以携带细菌，会导致人类疾病。清理鱼池时，结核杆菌可以通过伤口感染人类。鱼等冷血动物为亲水气单胞菌的主要自然宿主，人们在给鱼喂食或换水时，如果皮肤上有破损，很容易染上亲水气单胞菌肠炎。

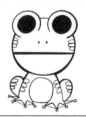

知识环岛

爬行动物可传播的传染病。包括乌龟、蜥蜴、蛇在内的爬行动物不断走进普通百姓家庭，成为宠物。据美国CDC估计，美国有3%的家庭饲养爬行动物作宠物，造成每年有7万人因接触爬行动物而感染沙门菌病。另外，蛇也容易携带寄生虫。

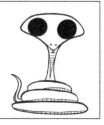

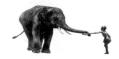

2. 应该给宠物购买赏心悦目的衣物及饰品吗？

穿戴衣物及饰品后，宠物毛发的通风性变差，会导致皮肤过热和潮湿，为微生物及寄生虫的滋生提供了理想温床。宠物一旦被感染，不仅影响宠物健康，宠物主人也会受到感染。同时，衣物上的螨虫、真菌等微生物或寄生虫也可能成为引起人体过敏反应的过敏原。

3. 手和脚哪个更脏？

用手拿取物品，接触病原的机会更多，人际交往中的握手可以增加传播概率，所以手比脚脏，要认真洗手。

（二）跟宠物要亲密有隙

宠物不等同于伴侣动物。宠物只能体现人对动物的抚养和关注。伴侣在《新华字典》中的解释为：同在一起生活、工作或者旅行的人。伴侣动物是人与动物关系深入发展的产物，特指在生活中与人类拥有亲密的情感联系和互助的动物。在国外，新的趋势是称呼猫和狗为伴侣动物，体现它们在人类社会中的作用，如治疗儿童的心理疾病和给空巢老年人带来安慰。国际爱护动物基金会认为，从宠物到伴侣动物实际反映了人们对动物认识的一种转变，动物应当是我们的朋友，而不是供取乐的工具。

近年来，我们身边饲养宠物的人越来越多，这些忠诚、可爱的小动物给人们带来了很多乐趣及心灵慰藉。随着饲养动物种类和数量的逐渐增多，如何让动物与人和谐相处，日渐成为大家广泛关注的问题。

饲养宠物前须知。

1. 宠物的意义

饲养宠物无非有 3 个方面的原因：①改善心情。②为残障人士提供帮助。③增强自信，缓解抑郁。科学研究发现，一些特殊群体，多与小动物接触和互动能改变心情和心理上存在的不适，在这种友爱的环境中，人类通过对小动物施加的关爱而使自己的身心得以健康发展。

2. 做好充分的心理准备

要扪心自问并做到：

宠物将是家庭的一个重要成员，我的家人会喜欢它。

我有爱心，无论面临什么困难都不遗弃及虐待宠物，不是一时冲动带它回家。

我能容忍它的种种小缺点和它将要带给我的小麻烦，能适应家里多了一种味道和散落的动物毛发。

　　我能忍受它在不应该的地方大小便，每天清理动物住处，及时清理动物粪便，保持环境卫生干净整洁。

　　我有足够的时间和精力去照顾它。

　　我能给它提供专门的食物和生活必需品。猫、狗应低盐饮食，吃过咸的食物易导致脱毛、肾脏和心脏疾病。

　　我愿意在它生病时付医疗费。宠物医生是给宠物进行疾病预防、诊断、治疗的专业人员。他们经过兽医学的专业培训，并具备国家颁发的执业兽医证书。当动物生病时，需要听取他们的意见，并进行诊断和治疗。

　　我愿意负担它的登记、年检、防疫的时间和费用。按免疫程序定期为动物注射疫苗。为狗办理养犬证和动物健康免疫证，并坚持每年年检。

　　我能为它找到伴侣。如果不能，我愿意负担它的绝育费用。如果不是为了繁殖后代，及时给宠物进行绝育手术。

　　我有能力避免动物对他人的生活和休息造成干扰，预防被宠物咬伤、传播疾病、扰民、污染环境的问题。

　　3. 积极学习科学养宠物知识

　　健康的宠物犬一般毛色亮泽，光滑柔顺，行动自如，步态稳健，坐卧自然，食欲正常，精神状态和反应良好。

　　生病的宠物犬一般毛色灰暗，毛发缠结，行动懒散，步态不稳，坐卧不安，食欲不振，精神萎靡不振或亢奋，口流涎，鼻流涕，眼发红，有大量分泌物，呼吸困难，腹泻。

知识环岛

年龄对应表①　　　　　　　　　　　　单位：岁

犬	1	2	3	—	4	5	6	7	8	9	10	11	12	13	14	15	16	—
猫	1	2	—	4	—	—	6	—	8	—	10	—	12	—	14	—	16	20
人	15	24	28	32	34	36	40	44	48	52	56	60	64	68	72	76	80	96

　　注："—"表示无此项。

---

①　秦川．医学实验动物学．2 版．北京：人民卫生出版社，2015.

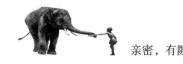

亲密，有隙

　　饲养宠物的主人如有条件每年应进行一次健康状况检查，重点检查人与动物存在交叉传染的细菌如沙门菌、布鲁杆菌、结核分枝杆菌等，病毒如乙型肝炎病毒等，真菌如皮肤真菌及寄生虫等。检查、了解饲养宠物的主人及其家庭有无过敏史，尤其是对动物的皮屑、血液、尿液等有无过敏反应。勤洗头、勤修剪指甲及胡须等。戒除用手摸口、鼻、眼睛和头发的习惯。

　　了解养宠物相关的法律法规和宠物的生活习性、行为特点、饲养条件、清洁卫生等。

抛砖引玉来举例

　　宠物犬，为哺乳纲、食肉目、犬科、犬属。现有品种多达100余种。

　　犬有不同的神经类型，导致不同的性格。巴甫洛夫将犬分为4种神经类型：强，均衡的灵活型，即多血质（活泼型）；强，均衡的迟钝型，即黏液质（安静型）；强，不均衡，兴奋占优势的兴奋型，即胆汁质（不可抑制型）；弱，兴奋和抑制不发达，即忧郁质（衰弱型）。

　　犬的嗅觉特别灵敏。犬的嗅脑、嗅觉器官和嗅神经极为发达，能够嗅出稀释千万分之一的有机酸，尤其是对动物性脂肪酸更为敏感。实验证明，犬的嗅觉能力是人的1200倍；有的犬能嗅出1500米外雌犬的气味。犬能靠熟悉气味识途。

　　犬的听觉很敏锐。比人灵敏16倍。犬的可听范围为50～55 000赫兹；不仅能分辨极为细微的声音，而且对声源的判断能力也很强。犬听到声音时，由于耳与眼的交感作用，有注视声源的习性。

　　犬的视觉较差。无立体感，红绿色盲。

　　犬的汗腺很不发达。散热主要靠加快呼吸频率、舌头伸出口外喘式呼吸。

　　犬是极度的群居性动物。一般要成对饲养或群养。群养时须尽量保持群体稳定，并在其内部保持群体等级，如此可避免出现"霸权"及好斗行为问题。成对饲养或群养时保证彼此或同一群体能和睦共处，而不是分开彼此亲密的个体。

　　犬的活动空间须足够大。为满足犬和睦的群居，围栏须足够宽敞，围栏内应有用于排便、活动及睡眠休息的分隔空间，并能提供一些基本的丰富生活的活动空间，使犬能够进行各种正常活动。围栏还应足够长，犬在遇到焦虑刺激时可退后到它认为安全的距离。增加围栏的可见度，能够看到外面，还应设有一个半封闭的"独处空间"，即保护隐私的空间，可帮助犬有效处理好与其他犬的联系。建立一个较高的平台不但能够满足此目的，还能增大空间，增加犬住处高度及群体接触等方面的复杂性、选择性，又能提供给犬更多的活动机会。

犬应饲养在实心的底板，底板平坦但不光滑。让犬拥有一个舒适坚固的、适合休息和睡眠的底板，一个温暖、干燥、无气流、适于休息和睡眠的窝，窝内应铺有如羊毛被褥类的垫层材料，使犬感觉舒适，还能增添它们的生活乐趣。

犬爱活动。犬习惯于不停地活动，因此要求有足够的运动场地。为犬提供围栏外活动时间可激发它们的体力、脑力活动。提供户外跑步的机会，如平台、斜坡、地道及各种玩具等设施，这样可进一步丰富犬的活动，满足它们的各种基本行为需求如嗅、觅食、游戏等。户外跑步范围应尽可能限制在一个现存场地内，其内应设有躲避处以防恶劣天气突袭。户外活动要有饲养者在场，他们可以与犬进行积极交流，鼓励它们使用各种已有设备资源，监护它们避免任何攻击和威吓。

犬可调教。犬的大脑发达，适应性强，经调教可与人为伴，能理解人的旨意，对饲育人员有依附性。但在受到虐待时，对施虐者易丧失信任感，难以接近。具备能与其他犬及人友好相处、很好应对一生中周围环境变化的能力对于犬的身心健康很关键。积极强化训练原则并对应各犬龄进行一系列正式驯化及训练计划将可促成这种能力的形成。

提供给犬充足的玩具。提供一些玩具如小球、绳子、牵拉器、拉力玩具、链条等，既能增添犬的娱乐活动，做到饲养环境的丰富化，又能增进其各种姿势、举止的表达，而这些都是犬的典型习性特征。提供各种各样的玩具供犬玩耍，以缓解犬乏味的生活，使它们每一天过得更充实。提供玩具的样式也很重要，既要保证它们对游戏的兴趣如可将弹簧链悬挂于天花板上，又要使犬以它们独特的方式与这些玩具建立游戏关系。充足的玩具还能够防止它们之间相互攻击、打斗。

犬喜欢嚼啃。嚼啃是犬的一种主要习性。适度提供一些坚硬的实物既可满足这种需求，又能预防牙龈炎和牙周病。犬偏爱咀嚼带有味道的食物，

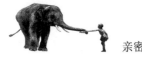

如人造骨头之类。应尽可能准备些不同形状、大小、口味、质地的食品。通过以不同方式提供食物也能减弱犬的厌食情绪。

减少犬异常行为产生。长期处于犬吠环境将大大有损犬的身心健康，探明犬吠的真正原因，确保饲养及管理能符合犬的习性要求。全面周到的日常饲养管理工作要确保犬习惯与人接触，从而可减少犬吠的倾向，必要时可以播放轻音乐来缓解犬对环境和饲养者的应激反应。当饲养管理不能满足犬的生理、社会需要时可导致刻板症等异常行为产生。应密切关注犬的行为，如出现踱步、转圈等异常、刻板行为，应全面检查饲养的方方面面。

攻击行为频繁或持续发生，将大大破坏犬的健康和生活的安宁。应记录所有攻击事件，查看其诱因是否可以避免或可以以不同的方式进行。例如：喂养或清洗会刺激犬的兴奋性；与其他犬有接触；缺乏可见度，尤其是犬能够听到但却看不到外界发生的事件时；争夺各自空间及资源；空间不足；分离原配对犬或群体，另与其他犬重组；将具有相似年龄、大小及相同性别的犬养在一起，由于犬之间条件过于均等未能形成等级差别，将会持续争斗。

在不引起严重伤害的前提下让犬自行解决等级分配则会带来长期的和谐、安宁。

正常犬鼻尖呈油状滋润，人以手背触其鼻尖有凉感；若发现鼻尖无滋润，手背触其鼻尖无凉感或有热感，则表示其将得病或已患病。

抛砖引玉来举例

宠物猫，为哺乳纲、食肉目、猫科、猫属。目前，全世界有 35 个以上的品种。

猫性情急躁。猫经调教对人有亲切感，非常温顺。

猫是天生的神经质。猫行动谨慎，对陌生人或环境十分多疑，因而在环境变化的情况下应使猫有足够的时间调整其适应能力。

猫的听觉敏锐。猫外耳郭可向前、侧、后做约 180 度的转动，以捕捉最微弱的声音。

猫对环境的适应性很强。成年猫每年春、夏、秋、冬各换毛一次，以适应气候的变化。

饲养要求猫舍宽敞、通风透光。最适宜温度为 18～21℃，相对湿度为 50% 左右。

抛砖引玉来举例

　　宠物兔，为哺乳纲、兔形目、兔科、穴兔属，有许多变种和 50 个以上的品种。

　　兔是食草类单胃动物。兔具有鼠类的啮齿力，喜欢磨牙且有啃木习惯。

　　兔的听觉和嗅觉都十分灵敏。

　　兔耐寒不耐热、耐干燥不耐潮湿。

　　兔喜爱幽静和空气新鲜的环境。饲养要求通风、光线充足，室温 18～27℃。

　　兔需要足够的空间。提供兔弹跳等活动空间，否则会导致骨无力和骨骼异常。兔喜欢在不同的地方做不同的事情。理想的围栏可以被分为不同的区域用作隔墙、平台和藏身地。围栏的高度很重要，因兔经常为耳朵直立的警惕坐姿。

　　兔群居性差。适于单笼饲养。兔性情温顺，胆小怕惊。

　　兔具有夜行性和嗜睡性。兔白天安静，除摄食外常闭目睡眠；夜间活跃，夜间采食量占全天的 75%。使其仰卧，顺毛抚摸其胸腹部并按摩其太阳穴，可使其进入睡眠状态。

　　兔具有食粪性。兔排泄两种粪便，一种是白天排出的颗粒状硬粪；另一种是夜间排出的团状软粪，含有较丰富的粗蛋白和维生素。兔喜欢直接从肛门口吃软粪，哺乳期仔兔也有摄食母兔粪的习性，食粪是兔的一种正常生理行为，可使其软粪中所含的营养物质被重新吸收。

　　兔经常换毛。一生中分大换毛和小换毛。大换毛有两次，分别在 100 天换乳毛和 130～190 天大换毛，此次换毛后意味着进入成年。以后每年在春、秋两季各有一次小换毛，换毛期兔抵抗力差，易发生消化系统疾病。

　　提供温柔、人性化的管理和饲养。兔的门齿会不断生长，必须提供木制的咀嚼物或棍棒以供咀嚼来磨损它们。野生兔几乎花费一半时间吃东西。用不同方式提供不同食物也是家兔消磨时间的合适方法。适宜的丰富饮食包括干草、苜蓿、新鲜的水果和蔬菜、熟玉米和商业上用的混合饲料。有些饲料要经过消毒才能达到卫生标准，避免引起疾病。把增加的食物分散到地板上以鼓励觅食。饮水自由摄取。

　　兔能够辨别不同的人。在温柔管理、清洗和与人类接触适应等积极的

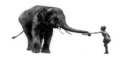

形式下将减少应激压力，为兔和人增加了乐趣。日常温柔的管理可以减少兔受惊吓并且改善兔与饲养者相处的状态。很多附加设施对兔来说都可以用，包括不锈钢镜、不锈钢响环和球，如"叮当"声球，这些能够鼓励兔探索和玩耍，特别是如果这些玩具每一周或每两周旋转一次的话可以防止厌烦，许多兔能够好好利用它们。

兔喜欢实心底板，因为活动和休息都比较舒服。可以加入垫料以供兔挖掘、撕咬和觅食。兔喜欢清洁的稻草和碎纸片。提供避难所或门洞是兔福利的必须要求。PVC管、矩形的卡纸板箱或者商业上用的"笼舍"通常被作为避难所来逃离其他兔和用作藏身休息之处。兔也喜欢靠在像避难所这样坚硬的物体上休息。对于群养兔，应该提供带有两个"门"的避难所，一旦受到攻击可以提供逃跑途径。

避免兔异常行为。当兔有反复地咬电线、用爪子抓地、摇头等行为时，表明兔不适应环境，应该立即检查饲养和管理是否有问题。

抛砖引玉来举例

宠物啮齿类动物，为哺乳纲、啮齿目。

小鼠至少有5种感觉，包括嗅觉、听觉、视觉、触觉和味觉。视觉退化，其他感觉器官相对敏感。

小鼠喜欢啃咬。门齿持续不断地生长，需要经常磨损来维持齿端的长度，必须借助啃食硬物来磨牙。除了给予一定硬度的食物外，可以通过给予硬纸管、木板或者干草，使其能够完成磨牙过程。

小鼠有食粪行为。

小鼠昼伏夜行。除少数属于日行性外，多数为夜行性，喜欢夜间活动，在很弱的光线下也有很好的视野，喜群居于光线暗的安静环境，光线强度应当控制在60勒克斯以下，进食、交配、分娩多发生在夜间。

小鼠喜爱在遮掩体内。小鼠是被捕食动物，遮掩体能够给动物安全感，并且能够满足小鼠与实心底板接触的喜好和攀爬的习惯。适宜的遮掩体包括硬纸质管、无锋利边缘的铁罐、空水瓶及商业化的鼠笼，这类鼠笼主要来源于硬纸板、彩色塑料或空的硬纸盒。

小鼠喜欢做窝。饲养者要提供筑巢材料。筑巢材料能够保护小鼠控制其周围环境的温度和光线亮度，丰富小鼠生活环境，帮助消磨时间，用它们躲避及远离其他动物。合适的筑巢材料有干草、麦秆、碎纸屑、条形纸屑和纸巾。易分离为细丝线的材料如棉花就不能作为筑巢材料，因为细丝线容易缠结住动物的四肢。

小鼠活动量大。

小鼠经过长期的培育，性情比较温顺，容易捕捉，离乳前就应该组合好群体，不要再引入新的个体，避免小鼠间发生争斗。

小鼠适应性差。对外界环境反应敏感，强光、噪声刺激、高温、低温等都会导致小鼠损伤甚至死亡。小鼠不耐饥饿，对饮水量不足更为敏感。要保证饲料和饮水充足、环境清洁卫生。

小鼠非常喜好在实心底板上活动和休息。要提供配有适宜垫料的实心坚固底板作为笼底和遮掩物。锯末、纤维素质地的木屑和碎纸屑是最适合小鼠的垫料，常采用小刨花，要求干燥、吸水性强、无毒、无味、无污染、动物不食、无致病菌等，不能使用粗糙的锯末。

小鼠要有充足的空间。要提供充足的空间和群居饲养条件，需要足够的空间来完成一系列行为，包括运动、觅食、适宜的行为及游戏，以尽可能满足它们的自然习性。笼具内的动物不可太密集。

小鼠属于群居性动物。小鼠有社会性要求，一般不单独饲养，如果单独饲养，必须使它能够感知周围环境中还有其他小鼠的存在。

避免小鼠应激反应。要提供人性化的清洁规则及保护措施。因为清洁笼具将清理掉小鼠所产生的各种气味，很容易引起小鼠的不安情绪和应激反应，所以既要保证小鼠的清洁卫生又要避免小鼠过度紧张。清洁笼具时，加入用过的部分筑巢物，其他部分的垫料都要更换。因为筑巢材料中含有小鼠脚汗腺的气味能够减少回笼后的争斗，而垫料中有小鼠尿液和粪便的气味能够增加攻击性。

避免小鼠异常行为。如果小鼠刻板、好斗、焦虑或无反应，说明小鼠对目前的饲养环境不适应。一旦发现小鼠出现类似的异常行为，应当对饲养和管理的各个环节进行全面检查，发现问题的根源。理发和拔胡须现象同优势个体相关，虽然去毛过程会给小鼠带来一些疼痛感，但被理发的小

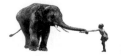亲密，有隙

鼠通常会积极靠近"理发师"小鼠并躺在其旁边。重新检查并改善饲养管理对小鼠的这种行为有帮助。饲养在没有足够的活动空间、导致运动不足的小鼠容易产生肥胖和状态不佳。

抛砖引玉来举例

豚鼠又称荷兰猪，属草食性动物，喜食纤维素较多的禾本科嫩草或干草。

豚鼠听觉非常发达。豚鼠能够识别多种不同的声音，听到的声域远大于人类，特别是对700~2000赫兹的纯音最敏感。

日夜采食，在两餐间有较长的休息期。

豚鼠胆小易惊。豚鼠性情温顺，很少发生打斗或攻击咬伤人的现象，四肢短小不善攀爬，喜欢安静。在没有任何保护措施的开放空间，豚鼠容易受到惊吓，因此它们喜欢与实心坚实的底板或地面接触。矩形的纸盒子或者商业化的"小房子"都可以用作遮掩场所供豚鼠休息、躲藏、睡觉或生产。网格状的底板不能存放垫料，可以导致豚鼠挤压受伤或患蹄皮炎。

豚鼠是群居性动物。一雄多雌的群体构成明显的群居稳定性，一般不单独饲养。雌雄之间保持一定的距离，以免使其闻到彼此的气味，降低攻击性行为发生的危险。成组饲养时，应尽可能保持组内成员的稳定性，并提供高质量和足够的空间，以降低攻击性行为发生的危险或由于过度拥挤而导致的应激反应。

豚鼠喜欢干燥清洁而又宽敞的生活环境。应当提供足够大的空间以允许它们进行一系列的活动，如运动、觅食及适当的群居社交行为。更好的饲养环境是在带有围栏的比较宽敞的地面上，以满足以上所提到的丰富活动的需要。幼年豚鼠尤其喜爱玩耍，需要更多的空间。因为豚鼠不像其他啮齿类动物那样可以用两足向上爬而且也不会跳跃，饲养处对高度要求比较低，30厘米就可以。如果用笼子饲养，应该用尽可能大的笼子，以保证有足够大的空间，最好给它们提供一个共享的活动场所，如用围栏围出一块地方或者使用一个儿童用的硬塑料制成戏水池。

提供丰富的食物和磨牙的材料。由于豚鼠的门齿会持续生长，必须给豚鼠提供用来磨牙的东西，如木制的咀嚼块或咀嚼棒。提供丰富的食物，如干草、草料混合物、水果及蔬菜。切成片的黄瓜是豚鼠特别喜爱的食物，卷心菜和甘蓝则有助于补充维生素C，豚鼠体内缺乏左旋葡萄糖内酯氧化酶，不能合成维生素C，饲料中必须补充维生素C。草料混合物可以混在垫料中，从而促进豚鼠觅食，此外，咀嚼棒和硬的食物颗粒也可以混在垫料中，这样有利于其磨牙并帮助动物消磨时间。

垫料应当干燥。一般铺干燥、具有吸水性、不具有机械损伤、足够多的软刨花木屑垫料，也可加干草或稻草，最好将其消毒后使用，这样既可以供豚鼠挖地洞，又可以在豚鼠受到惊吓时让其冲进刨花里藏身，还可以让豚鼠啃咬补充纤维素。

避免豚鼠应激反应。要提供轻柔、人性化的操作、管理和防范措施。豚鼠在自然界的天敌很多是鸟类，饲养者应当从豚鼠的前方轻柔地接近它们，并且保持较低的位置，以免惊吓到它们。当豚鼠受到惊吓时非常容易产生应激反应，应当尽量减少对它们的打扰。应当避免使用不透明侧壁的笼子，因为在这种情况下，豚鼠不能看到外面的环境更容易受到惊吓。清洁工作对豚鼠来说也是一种刺激因素，因此既要保持豚鼠的清洁以便它们有良好的健康、卫生状况，同时也应当避免过于频繁的清洁工作以减少对豚鼠的过度刺激和打扰。

避免豚鼠异常行为。理发和拔毛现象同优势个体相关，应当检查豚鼠的饲养或护理是否存在问题，以确保它们的生活不是过于枯燥烦闷。如果没有给豚鼠提供用来磨牙的东西或者供其活动的地面或空间太小，将会出现牙齿过度生长或搔抓现象。可以请兽医来帮助它们修剪牙齿或爪子，但预防仍然是最重要的。无论是否有异常现象发生，定期的检查总是非常必要的。如果豚鼠反复受到惊吓刺激而且无法躲避，它们会变得异常紧张而且恐慌。给它们提供充足的庇护场所，接近它们的时候要轻柔或给额外的食物，都将有助于豚鼠保持平静。

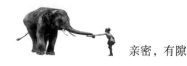 亲密，有隙

地鼠又名仓鼠。

地鼠为杂食性动物。饲料中应特别注意蛋白质的含量和质量，要达到 20%~25%，动物性蛋白：植物性蛋白 = 1∶2 或 2∶3。地鼠有储存食物的习性，可将食物存储于颊囊内，通过颊囊将大量食物搬至巢中。

地鼠是昼伏夜行动物。一般在 20∶00—23∶00 最为活跃。运动时腹部着地，行动不敏捷，有嗜睡习惯，熟睡时全身松弛，如死亡状，不易醒。

地鼠好斗。雌鼠比雄鼠强壮而凶猛，除为繁殖目的外，不宜与雄鼠同居，难以成群饲养，以免互相撕咬引起死亡。牙齿十分坚硬，可咬断细铁丝，受惊时会咬人。

地鼠对室温变化敏感。以温度 18~22℃、湿度 40%~60% 为宜。室温低于 9℃ 时可出现冬眠。

宠物鸟类，为脊椎动物亚门、鸟纲。全世界现存鸟类有 9800 余种，我国特产 100 种左右。

鸡喜欢群居。喜欢温暖干燥的环境和登高栖息，白天不停活动，四处觅食，食性广泛，借助吃进砂粒、石砾以磨碎食物。

鸡具有神经质特点。易惊恐。听觉灵敏，白天视力敏锐，活动时对光线有依赖性，对色彩也很敏感。

鸡对环境变化敏感。体温高，怕热、无汗腺怕潮湿，代谢旺盛，繁殖力强。具有营巢、换羽、孵卵、育雏等习性。

人类养鸽已有 5000 多年历史。

鸽类性情温顺，感情丰富，易与人亲近。具有群居和领域行为。"一夫一妻"终生配对。

行走时带有特征性的点头动作。飞翔能力强，具有很强的记忆力和强烈的归巢性。反应机敏，警觉性较高，对周围的刺激反应十分敏感。听觉和视觉非常发达，定向能力好、姿势平衡敏捷。

鸽类以植物性食料为主，且具嗜盐性。

二、宠物与人兽共患病

抛砖引玉来举例

宠物鱼类，为脊椎动物亚门，全世界现存鱼类 22 000 余种。

鱼类生活在水中，变温动物。

宠物两栖类，为脊椎动物亚门、两栖纲，全世界现存两栖类动物 5500 余种，我国产两栖类动物 280 余种。

两栖类动物为水陆两栖，变温动物。

努力为宠物创造一个良好的生活环境，定时喂养和遛放，有病及时就医，按时打疫苗和驱虫。

不少人认为，人都能吃，宠物吃也没有问题。其实，这种认识是错误的。例如，犬最好食用狗粮，偶尔搭配一些狗罐头、狗饼干、鸡肉丝等零食，这样不仅有利于狗对食物的消化，也能够满足其生长需要。

与动物接触要亲密有度。宠物身上有一些病原体。例如，常会有一些体外寄生虫或真菌，可以引起人类严重的疾病。因此不要过度搂抱宠物，不要与宠物在一起睡觉，温暖的被窝非常适合寄生虫的繁殖，容易使人患病，不要亲吻宠物。

接触过宠物或清理完宠物粪便后，要及时洗手。洗手要在流动的水下进行，使用肥皂或洗手液，包括手心、手背、手掌、指尖、拇指及手腕等部位，最少持续 20 秒钟。

狗粪及时处理。粪便中常携带多种病原微生物，小狗随处方便，粪便干燥后，其中的病原微生物随气流运动扩散而污染环境，危害健康。同时，粪便还可能被其他动物吞食，造成交叉污染。随处可见的粪便也污染公共环境。狗主人有责任及时捡起粪便，为营造美好环境贡献一分力量。

孕妇注意事项。准妈妈容易感染弓形虫，在怀孕期间尽量避免接触猫或猫的粪便，如家中已饲养，应定期进行弓形虫抗体的检测。

了解宠物的生活习性。为宠物提供符合它生活习性、行为特点的环境和食物。现在很多人将宠物进行拟人化饲养，与人同吃同住。动物体内酶的种类与人不同，与人吃一样的食物，会导致动物生病甚至死亡，如狗过量食用巧克力。有些宠物每天需要大量的运动才能生长良好，如哈士奇。

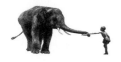 亲密，有隙

饲养动物存在潜在风险。动物不能说话，在与动物亲密接触过程中，尤其在它发情时，有可能被它抓伤、咬伤，被传染人兽共患病；饲养多个宠物时，容易导致疾病在不同动物间传播。

主人应对宠物的健康负责。动物生病后要及时带它看宠物医生，不应该任其发展，甚至被遗弃。为了宠物的身心健康，主人每天要拿出一定的时间陪伴它。

应注意高龄宠物的手术风险。身体健康的年轻猫、狗做手术风险较低。年长的猫、狗因心脏、肾脏等器官逐渐衰老，增加了手术风险。因此建议给身体健康的猫、狗做绝育手术，尽量在其年轻的时候做。

目前，家庭饲养宠物越来越成为一种潮流，除了过去人们熟悉的宠物猫和狗以外，人们豢养的宠物种类已经日益丰富。鸟、龟、鱼、蟋蟀、蝈蝈、蝉、蜥蜴、林蛙、荷兰鼠、白鼠、松鼠、荷兰猪、小白猪、香猪等小动物也已经逐渐进入了很多家庭。每一种宠物都可给人们带来不同的乐趣。这些可爱的小动物的确给很多人带

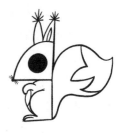

来了身心的健康和家庭的和睦，但是目前多数家庭都是依自己的喜好或潮流选择宠物，而没有考虑到这些动物是否适合自己的家居环境豢养。不经意间，实际是给自己和家人引入了一个高度危险的疾病传染源。因此，避免宠物和牲畜成为传播新的人兽共患病的媒介已经刻不容缓。

如何避免感染人兽共患病包括以下几个方面。

（1）保护野生动物

保持人与自然的生态平衡，保护野生动物迁徙区域，不抓捕野生动物，不与野生动物亲密接触，减少因生态环境破坏导致动物疾病向人类传播的情况。

（2）家养宠物的防护

增强责任心，按照免疫要求给宠物注射疫苗，定期给宠物驱虫、灭蚤，接触宠物后及时洗手。主人与宠物都应定期接种疫苗，定期做健康检查。了解动物天性，避免被咬伤、抓伤。理智地接触动物，杜绝对嘴喂食、同眠或同浴。陪宠物散步穿戴专门衣服，进门立即更换，且要与其他衣物分开，并分类清洗，避免交叉感染。随时清洁，婴幼儿喜爱玩弄脚趾，所以也应注意脚的清洁。

（3）注意病从口入

不宰杀、不加工、不销售、不食用病（死）动物。食品加工应生熟分开，避免交叉污染，不喝不洁净的水。

（4）保护好水源

防止动物的分泌物和排泄物污染水源，远离水源散步。

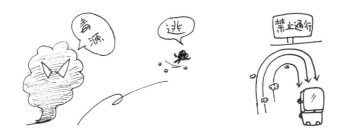

（5）加强身体锻炼

提高自身抵抗疾病的能力。免疫力低下的人员尽量避免接触动物。

4. 跟宠物要亲密有隙

忠诚的狗、乖巧的猫、活泼的鹦鹉、聪明的八哥，或者是可爱的小巴西龟，无论自家养的是哪种小动物，它们天天陪伴在人们身旁，听人们倾诉，陪人们玩耍，不知不觉间，人们已经把它们当成家庭中不可缺少的一员。甚至有很多人对自己的宠物像对待自己的孩子一样亲密无间，与它们同吃同睡，却不知道宠物可能携带的寄生虫、真菌、细菌、病毒等病原体往往会乘虚而入，危害人们的健康，乃至生命。

不同的宠物可以导致相同的和不同的人兽共患病，饲养不同的宠物要防范宠物源性的人兽共患病。

宠物本身有自己广泛的病原群，其中一部分疾病是人兽共患的，可以通过与人的亲密接触而直接感染人；由于生态系统被破坏，本来远离人类的野生动物的家园与人类聚居的社会越来越近，甚至一部分野生动物逐渐适应了与人共处以垃圾为生。它们身上携带的人易感染的病原体一旦通过被污染的空气、土壤或水直接传染给宠物，再由宠物传染给人，或经过啮齿动物、蚊、蝇等人类伴生种的媒介间接传染给人，都可能对被感人群造成致命的伤害，给人类社会带来巨大的恐慌。近年来，严重新发传染病的出现频率越来越高，如 SARS、口蹄疫、疯牛病、猴天花、鼠疫、结核病、埃博拉病毒、鼠伤寒、

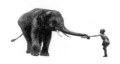
沙门氏菌病、钩端螺旋体病、登革热、军团病、莱姆病、狂犬病、大肠杆菌病、乙型脑炎等。这些人兽共患病通过各种途径纷纷在人类社会造成多人急性感染。

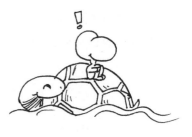

跟宠物接触时要亲密有间。老年人、孕妇、小孩和免疫机能低下者在生活中要与宠物保持一定距离。饲养宠物应该千万小心，人在与宠物玩耍时，常被宠物轻轻地抓伤或咬伤。在春、夏两季人们的衣量减少，暴露部位较多，尤其要注意保护自己，避免被小动物抓伤。尤其是身上有伤口的人，不要接触宠物和患者。尽量不跟宠物接吻，不让宠物舔伤口或皮肤薄弱部位，不跟宠物同眠共枕。不要过分密切接触，防止疾病惹上身。

科学防范宠物源性人兽共患病。现实生活中，宠物将疾病传染给人的机会虽然不少，但人们与宠物相处时如果能在事前加以注意，学习科学的接触方式，就既能使自己的宠物活泼健康，又能有效减少自己感染疾病的危险，大大减少发生宠物源性人兽共患病的概率。

①与宠物接触有分寸，亲密有隙。给宠物安排固定的休息和活动场所，与宠物食物、住处分离，不让宠物上床、沙发等人体长期接触的地方。同时，严格控制人的食品和饮水的清洁卫生。

②宠物住处经常打扫，定期清理宠物的排泄物，注意饲养环境卫生，做好动物粪尿、污物的无害化处理。喂宠物干净的食物，确保饲料和饮水的清洁卫生，并保持用具的洁净，定期对宠物的生活环境消毒。

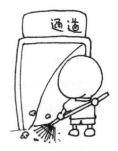

③接触宠物及它的餐具、用具时最好戴手套、口罩等基本防护用品，即使不戴手套，接触、抚摸、抱宠物后都要及时用肥皂洗手和接触部位。不要让动物舔人的伤口。

④宠物户外活动回家后一定要洗澡。定期给宠物洗澡、驱虫、接种疫苗、梳理毛发，保持宠物清洁健康。

⑤为易感人群和易感动物接种疫苗。

⑥关心了解宠物的心理和喜好，不和宠物争抢玩具，与宠物玩耍时注意安全，避免被宠物抓伤。

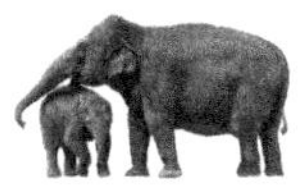

⑦了解宠物的沟通方式，见到可爱的猫狗，不要拍它的头。避免触发狗或猫做出攻击性的反应。

⑧发现宠物的异常情况要及时给动物检查治疗。

⑨免疫能力降低时避免和宠物过度亲近。哮喘病等过敏性疾病患者不宜饲养带毛的宠物。有孕妇、老年人、免疫力低下的人的家庭最好不要饲养宠物。

⑩一些宠物之所以对人造成威胁，致人染病，是因为它们对疾病的传播作用。为了防止动物将病传染给人，最重要的预防措施之一是保护野生动物，不接触、不驯养野生动物，不要滥食、滥捕。购买健康的通过检疫的安全动物做宠物。饲养鼠类要确保宠物来源安全清洁。

⑪饲养宠物的家庭一定要配备常用的卫生药物，如碘酒、新洁尔灭溶液、硫黄皂等。当宠物咬伤人时应立即处理消毒，然后到卫生防疫部门接受治疗或预防处理。

⑫如果家有宠物的人患病，应该先从宠物身上找原因，排除可能的人兽共患病后，才能确诊病因。

（三）宠物不是管理盲区

1. 宠物产生的社会问题

当狂犬病成为居民面对的头号杀手时，加强管理，倡导依法、文明、科学养犬就势在必行了。我们时常会碰到带犬的邻居。遇到有公德心的，抱着、牵着爱犬的尚好，碰到不负责任者，肆意让自己的犬在人群里蹿来蹿去、乱舔乱嗅、乱咬乱叫，使一些畏犬者战战兢兢。还有一些人美其名曰“我们家的狗不咬人”。在一些养犬多的小区里，经常见到汽车轮胎上印着犬的尿迹，这会腐蚀轮胎，对行车造成安全隐患。在花坛边、马路上，稍不留神就会踩着“地雷”，遭遇狗粪。

时常有恶犬伤人、咬死人的事件发生。而由犬之间的争斗，引发邻里不和甚至争斗的案例也日渐增多。正是因为一些人过于强调自己的权利，让自己的宠物肆意妄为、狗仗人势，致使他人的利益被严重侵犯。当这种行为开始影响到他人健康和安全时，养犬就成为不得不查、不得不管的社会问题。

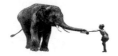

有必要加强科普宣传，提高公民素质，对养犬者加强监管。

2. 如何运输宠物

宠物托运指长途运输，一般有两种方式：航空托运和火车托运。航空托运较火车托运安全、快捷。航空托运又分为两种：单独货运和随机行李托运。单独货运可以不要求宠物主人随机，只需收货人到目的站凭身份证提取即可。运输容器要求既要便于装卸又要适合动物特性和航空运输的要求，能防止动物破坏、逃逸和接触外界，保证通风，防止动物窒息。

运输宠物证明要求。宠物乘坐火车或飞机都需要办理证明，包括动物健康免疫证明、动物检疫证明、运输器械消毒证明。前一个证明在当地宠物医院办理，后两个证明在当地所在区动物检疫所办理。

动物检疫所开具证明的要求。需托运的宠物犬必须打完疫苗（开具动物健康免疫证明）半个月后，经检疫无不良反应后才能开具。托运当天，宠物犬要禁食，可适当饮水。

运输宠物提货要求。宠物登上飞机后，托运公司立即将航班号、运单号和抵达时间通知收货人。接宠物犬时收货人需携带与报给托运公司姓名一致的身份证，并在飞机落地后一小时左右凭身份证及收到的货运单号到机场货运窗口接宠物。

3. 饲养宠物的政策法规

北京市民养犬应遵守《北京市养犬管理规定》等法规。《北京市养犬管理规定》第十七条规定，养犬者遛犬时要带犬证、拴犬链，及时将犬粪便清理干净。要做到按时给自家的犬注册、年检。按时到合法的狂犬病免疫单位为爱犬注射狂犬疫苗。不得携犬进入公共场所或乘坐公共交通工具。不得虐待、遗弃所养犬，不得干扰他人生活。对烈性犬、大型犬实行拴养或者圈养，不得出户遛犬。在遛犬时要远离老年人、残疾人、孕妇和儿童等。

以《北京市养犬管理规定》为代表的政策法规规定，在全国各地城区人口密集的重点管理区内，每户只准养一只犬，不得养烈性犬、大型犬。

个人在养犬前，应当征得居民委员会、村民委员会的同意，并与其签订养犬义务保证书。

养犬人应当自取得居民委员会、村民委员会出具的符合养犬条件的证明之日起 30 日内，持证明到住所地的区、县公安机关进行养犬登记，领取养犬登记证。养犬人取得养犬登记证后才能领取动物防疫监督机构出具的动物健康免疫证。

对于养殖、销售犬类的单位和个人，应当对养殖的犬进行犬类狂犬病的预防接种，经预防接种后，由动物防疫监督机构出具动物健康免疫证。

《北京市动物防疫条例》第二十二条规定："本市对犬只实施狂犬病强制免疫。"犬户外活动时，应当佩戴狂犬病免疫标识。

发现疑似狂犬病的病犬或不明原因的病死犬，应及时报告给当地公安机关和动物防疫部门，并采取一定的隔离防范措施，由养犬人送至公安机关的犬类留检所。《北京市养犬管理规定》第十九条规定："对伤人犬或者疑似患有狂犬病的犬，养犬人应当及时送公安机关设立的犬类留检所，由动物防疫监督机构进行检疫。"

发现确定是狂犬病的患病犬，应立即扑杀或采取隔离防范措施，并报告给区、县畜牧兽医、卫生行政部门。《北京市养犬管理规定》第十九条规定："对确认患有狂犬病的犬，动物防疫监督机构应当依法采取扑灭措施，并进行无害化处理。发现狂犬病等疫病的单位、个人应当及时向区、县畜牧兽医、卫生行政部门报告；市和区、县人民政府接到报告后，应当根据疫情划定疫点、疫区，并采取紧急灭犬等防治措施。公安机关协助做好工作。"

宠物福利。动物福利是宠物面临的一个重要问题，因为虐杀、滥杀、遗弃等现象依然存在。任何动物都存在基本的生存权利，饲养宠物就应该善待宠物，为宠物的健康和幸福生活负责。虐杀、遗弃宠物都应受到社会道德的谴责。虽然中国还没有颁布《动物福利法》，但是随着人们对动物保护意识的提高，普遍会声讨违反动物福利的行为。欧美国家虐待、遗弃宠物会受到《动物福利法》规定的惩罚，面临判刑入狱和巨额罚款。

动物的福利是指人类保障动物健康和快乐生存权利的理念及其所提供的相应的外部条件的总和。动物的福利是和动物的康乐联系在一起的，所谓动物的康乐是指动物"心理愉快"的感受状态，包括无任何疾病，无任何行为异常，无心理的紧张、压抑和痛苦等。动物和人类一样是有生命的生物，因此它们可以感受到不同程度的疼痛、痛苦，更值得人类的关注、爱护和保护。

动物福利的核心是五大自由（享有不受饥渴、生活舒适、不受伤害和疾病、无恐惧和悲伤感、表达天性的自由），还可以有三大优待，即替代、减

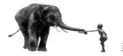

少、优化。替代：高等级的宠物可以被低等级的宠物所替代，而活体宠物可以被电子宠物所替代，以避免宠物携带的病原体对人类的潜在威胁。减少：宠物的数量需要适当控制，以免污染环境、影响公众安全、扰民及影响邻里关系。优化：加强对宠物疾病的监测，定期接种疫苗，提高宠物的生活质量，降低宠物给人类带来的负面影响。

动物福利的内涵。

从伦理学的角度看：人必须善待动物，必须尊重和珍惜生命，避免给动物带来损伤和痛苦，在一切可能的条件下为动物提供更多的福利，这是动物福利理念的基本观点。

从社会学的角度看：动物福利是建立和谐社会的需要，是人类文明的标志。和谐社会不仅是人与人之间的和谐，也包括人与自然、人与环境、人与动物之间的和谐。和谐是建立在公平、公正的基础上，没有这个基础，和谐就是一句空话。

善待动物也是社会文明建设的需要。只有重视人与所有生命的关系，人类社会才会变得文明起来。一个国家的国民对待动物的态度如何，是衡量一个社会文明程度的重要标志。虐待动物是道德败坏的表现，残酷地对待动物会使人堕落，同时也反映出一个社会的虚伪与冷漠，与人类追求的文明背道而驰。

从环境学的角度看：善待动物就是善待人类自身。经过无数的实践和教训，人类已经充分认识到，保护环境就是保护人类自己。我们人类赖以生存的地球不但包括大自然的山山水水，更包括种类繁多的动物、植物，这些有生命的机体与人类共同享有这个星球，在一个相互依赖的生态系统里共存。在这个生物圈中，任何一环遭到破坏都有可能对人类造成难以弥补的损失。历史已充分证实了这一点，重视动物福利、保护好动物就是保护人类自己。

从哲学的角度看：动物福利和动物的利用是对立统一的两个方面。提倡动物福利不等于人类不能利用动物，重要的是应该怎样合理、人道地利用动物。要尽量保证动物享有最基本的权利，避免对其造成不必要的伤害。

从政治经济学的角度看：动物福利是经济发展到了一定阶段的必然产物，其出现对诸多方面产生了影响。特别是对我国的经济发展起着越来越显著的正向推动和反向遏制作用。我国已加入了世界贸易组织（World Trade Organization，WTO），在享受 WTO 各项权利的同时，也受到各项规则的制约。WTO

的规则中有多处关于动物福利，如果我们不重视动物福利方面的立法，在今后的国际贸易中可能会遇到更大的麻烦和遭受更大的损失。

动物和人类一样是有血有肉的生命体，一样有感知、感情和喜怒哀乐。人类必须尊重生命，尊重动物，充分考虑动物的权益，善待动物，防止或减少动物的应激、痛苦、伤害和死亡，制止针对动物的野蛮行为，采取痛苦最小的方法处置动物，以神圣的责任感和同情心善待动物。

随着饲养宠物的数量越来越多，宠物"难民"也越来越多。遗弃宠物的原因可能有：经济因素如饲养成本、疾病防治、办证缴费、收入减少等，政策因素如政策改变、处罚、限制等，心理因素如一时兴起、玩腻了等，环境改变因素如搬家、离异等。被遗弃的宠物面临的就是罹患疾病和走向死亡，还会破坏当地环境和传播疾病。《北京市养犬管理规定》第十七条规定了"不得虐待、遗弃所养犬"。发达国家对遗弃宠物犬有较为严厉的处罚措施，包括判刑和罚款。

见到遗弃的宠物如何处理。见到遗弃的宠物应报告给各区县养犬管理部门或流浪动物收容所。养犬人不得遗弃所养犬，养犬人放弃所养犬的，应送他人饲养或交各区县养犬管理部门。《北京市养犬管理规定》第三十三条规定："市公安机关设立犬类留检所，负责收容处理养犬人放弃饲养的犬、被没收的犬以及无主犬。公安机关设立的犬类留检所收容的犬，自收容之日起7日内可以被认领、领养；对无人认领、领养的，由公安机关负责处理；对病死的犬，应当进行无害化处理。"现在一些大城市，成立了一些流浪动物收留中心和动物保护组织，可以收养流浪犬和遗弃犬。

有关宠物源性人兽共患病的法律法规。我国对人兽共患病和动物源性疾病管理的法律是《中华人民共和国动物防疫法》。该法规定了如何管理、预防、控制和扑灭动物疫病，以促进养殖业发展，保护人民健康，维护公共卫生安全。动物疫病分为3类，各类人兽共患传染病名录由国务院兽医主管部门会同国务院卫生主管部门制定并公布，按照危害程度进行分类管理。根据《中华人民共和国动物防疫法》，农业部门在各省市区乃至乡镇设立动物防疫站，统一管理动物疫病。

基于《中华人民共和国动物防疫法》，农业部等制定了若干动物疫病防疫方面的法规，包括《动物检疫管理办法》《动物防疫条件审查办法》《重大动物疫情应急条例》《国家突发重大动物疫情应急预案》《动物病原微生物菌

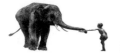
亲密，有隙

（毒）种保藏管理办法》等。例如，《动物检疫管理办法》规定了如何加强动物检疫管理，预防、控制和扑灭动物疫病，保障动物及动物产品安全，保护人体健康，维护公共卫生安全。

《中华人民共和国传染病防治法》是人类传染病防控大法，规定了传染病的防治方法和疫情报告制度，目的是预防、控制和消除传染病的发生与流行，保障人体健康和公共卫生。宠物源性人兽共患病也在该法的管理范畴，该法将传染病分为甲类、乙类和丙类，甲类包括鼠疫、霍乱，乙类包括狂犬病、人感染高致病性禽流感、流行性出血热、布鲁菌病等。宠物都可以作为这些传染病的传染源。

对于进出口动物的法律规定。国家动植物检疫机关依据《中华人民共和国进出境动植物检疫法》对进出口动植物进行检验检疫，目的是防止动物传染病、寄生虫病和植物危害性病、虫、杂草及其他有害生物传入、传出国境，保护农、林、牧、渔业的生产和人体健康。

宠物出入境如何检疫。《中华人民共和国进出境动植物检疫法》等有关法律规定：携宠物入境，须持有输出国家或地区的检疫证书及狂犬病等疫病的免疫注射证，主动申报，并接受入境口岸检疫机关的检疫，经检疫合格的方准入境；不合格的，做退回或销毁处理。来自疫区的宠物不许入境。北京动植物检疫局还规定，旅客每人每次入境限带一只宠物，超过部分做退回或销毁处理；所有入境的宠物，均需在口岸动植物检疫局认可的隔离点做隔离检疫45天，在此期间的饲养管理费由宠物主人承担。对来华做短期（两个月内）停留的旅客，若其宠物不能在某一固定地点隔离检疫的，可由动物检疫机关监督管理，宠物主人需缴纳一定数量的保证金，出境时将原宠物带出境。

《中华人民共和国进出境动植物检疫法》第十四条规定："输入动植物、动植物产品和其他检疫物，应当在进境口岸实施检疫。未经口岸动植物检疫机关同意，不得卸离运输工具。输入动植物，需隔离检疫的，在口岸动植物检疫机关指定的隔离场所检疫。"第二十一条规定："输出动植物、动植物产品和其他检疫物，由口岸动植物检疫机关实施检疫，经检疫合格或者经除害处理合格的，准予出境；海关凭口岸动植物检疫机关签发的检疫证书或者在报关单上加盖的印章验放。检疫不合格又无有效方法作除害处理的，不准出境。"

国家重点防控外来动物疫病。在《国家中长期动物疫病防治规划

（2012—2020 年）》中，规定了入侵我国风险较大、需要重点防范的外来动物疫病有 13 种，其中属于人兽共患的外来疫病有 6 种，分别为疯牛病、尼帕病毒病、西尼罗河病、裂谷热、H7 亚型禽流感、水疱性口炎。这些疫病在世界范围内的流行与传播，严重影响了人类健康和社会经济发展，应该引起重视。

管理宠物检疫工作的部门。动物检疫是指国家法定的机构和人员，依照法定的方法和技术标准，对动物、动物产品的健康卫生状况实施定性检测和处理的一种具有强制性的技术性措施。执行动物检疫的机构就是动物检疫机构，包括各出入境检验检疫机构、各级动物疫病预防控制机构、动物卫生监督机构等，要求分别依照《中华人民共和国进出境动植物检疫法》和《中华人民共和国动物防疫法》等有关规定，密切配合，做好检疫、防疫和监督工作。

动物检疫机构在国家层面由农业部兽医局、国家质检总局、中国动物疫病预防控制中心组成。以北京市为例，在省市层面由北京市出入境检验检疫局、各级动物疫病预防控制机构、动物卫生监督机构组成。北京市出入境检验检疫局动植物检疫监管处负责出入境动植物及其产品的检验检疫和监督管理工作。

北京市动物卫生监督所为行政执法机构，隶属北京市农业局。负责动物卫生执法监督和检疫等职责，包括动物防疫、兽药、种畜禽、饲料等方面的案件查处，参与重大动物疫病的应急处置。北京市畜牧兽医总站承担动物疫病普查、疫情测报、疫病预防、疫病控制与扑灭、防疫物资储备与供应及畜禽遗传性能评定等工作。

三、避免感染人兽共患病

（一）罪魁祸首揪传染源

罪魁祸首：埃博拉病毒

导致的人兽共患病：埃博拉出血热

埃博拉病毒引起的出血热是一种病死率极高（50%～88%）的急性出血性传染病，病毒因外形酷似纤长的丝带而被归入丝状病毒科。

然而，婀娜的外表下却潜藏着邪恶的幽灵，埃博拉病毒被称作"自然界最完美的杀人机器"。2014年年初，史上最严重的一轮埃博拉疫情引起了全世界的高度关注和戒备，世界卫生组织已将其列为对人类危害最严重的病毒之一。

青睐的动物：果蝠、灵长类等。

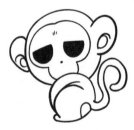

除人以外，埃博拉病毒还能感染猴子、黑猩猩、狒狒和猪，并引起它们发病或死亡。最近从一种果蝠体内发现了埃博拉病毒的踪迹，这种果蝠是西非乡村的一种常见食物，科学家推测这种果蝠可能是埃博拉病毒在自然界的携带者和传播者。

罪魁祸首：禽流感病毒

导致的人兽共患病：禽流感

流感病毒分为甲（A）型、乙（B）型和丙（C）型，禽流感病毒（AIV）属于甲型流感病毒。依据病毒粒子表面的外膜血凝素（HA）和神经氨酸酶（NA）的蛋白抗原性的不同，可将甲型流感病毒分为17个H（H1～H17）和10个N（N1～N10）亚型，H和N随机组合可形成160余种亚型，如H1N1亚型、H5N1亚型、H7N9亚型等。

禽流感病毒为分节段单股负链 RNA 病毒，呈球形、杆状或长丝状。根据禽流感病毒对鸡的致病性的差异，可分为 3 种，分别为高致病力禽流感病毒、低致病力禽流感病毒和无致病力禽流感病毒。禽流感病毒中，H3、H5、H7和 H8 亚型可以传染给人，其中 H5 和 H7 亚型为高致病力禽流感病毒。

H7N9 亚型禽流感病毒在 2013 年引起 350 人感染，其中有 3 例亲属间传播事件。H7N9 亚型禽流感病毒是多重重组病毒，是由 H7 亚型禽流感病毒的 *HA* 基因，N9 亚型禽流感病毒的 *NA* 基因和 H9N2 禽流感病毒的 6 个内部基因片段重组而成的新型禽流感病毒。这种新型流感病毒对禽类表现为低致病性，但人感染后的病死率超过 35%。

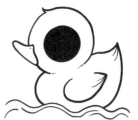

青睐的动物： 禽类、猪等。

野生鸟类作为病毒携带者，往往传染给更易感的家禽、家畜。禽、家畜成了连接禽流感与人类的纽带。

罪魁祸首： 狂犬病病毒

导致的人兽共患病： 狂犬病

狂犬病病毒是不分节的单股负链 RNA 病毒，为丽莎病毒属。病毒外形呈弹状，一端钝圆，一端平凹，有囊膜，螺旋对称。

青睐的动物： 主要是犬科、猫科及翼手类如蝙蝠等。

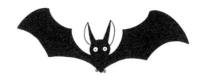

研究表明，几乎所有的温血动物都可以感染狂犬病病毒。

罪魁祸首： 新型冠状病毒

导致的人兽共患病： 严重急性呼吸综合征（SARS，MERS）

引起人类严重急性呼吸综合征（SARS，MERS）的病原体均为新型冠状病毒，分别命名为 SARS – CoV、MERS – CoV。

冠状病毒粒子呈圆球形，外周囊膜上有花瓣状突起物，形似中世纪欧洲帝王的皇冠，故而得名。冠状病毒是一个不折不扣的美丽"杀手"。

SARS – CoV、MERS – CoV 均属于 β 冠状病毒，MERS – CoV 属于 2c 亚群，而 SARS 属于 2b 亚群。二者基因组相似性为 54.9%。

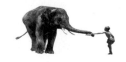 亲密，有隙

青睐的动物：蝙蝠、骆驼等。

目前，科学家还没有找到 SARS 病毒的源头。

罪魁祸首：人类免疫缺陷病毒
导致的人兽共患病：艾滋病
青睐的动物：非人灵长类等。

罪魁祸首：蜱传脑炎病毒
导致的人兽共患病：蜱传脑炎
青睐的动物：病毒在蜱、食昆虫动物和啮齿类动物之间繁殖，传染源是鼠类，由感染的蜱叮咬传染给人。

罪魁祸首：李斯特菌
导致的人兽共患病：李斯特菌病

李氏杆菌（Listeria），全称李斯特菌，为纪念近代消毒手术之父、英国生理学家约瑟夫·李斯特而命名。

李氏杆菌为两端钝圆的短链杆菌，呈 V 字排列或成丛排列，无芽孢、无荚膜，是一种兼性胞内寄生菌。

目前已知的李斯特菌共有 7 种，唯一能引起人类、多种畜禽、野生动物疾病的是单核细胞增生李氏杆菌，可引起李斯特菌病。

青睐的动物：广泛存在于自然界，无特异宿主，可感染多种生物。

李氏杆菌在绝大多数食品中都能找到，如肉类特别是牛羊肉、蛋类、禽类、海产品、乳制品、蔬菜及冰激凌等。饲料和环境中的细菌污染，也是造成动物感染李氏杆菌的重要来源。

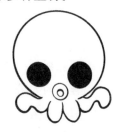

罪魁祸首：结核分枝杆菌
导致的人兽共患病：结核病

结核杆菌耐酸，抗酸染色后在显微镜下看呈细杆状，牛分枝杆菌则比较粗短。

青睐的动物：牛、狗、猫、鸡、灵长类动物等。

结核病也称痨病，主要在人际传播，动物和人之间也可以相互传染。结核病所有患者中约3.8%的病例是被动物传染所引起的。感染牛型结核杆菌的病畜包括牛、羊、猫、狗、猪，能将结核杆菌传染给人；感染禽型结核杆菌的病禽主要是老龄鸡，也可将结核杆菌传染给人；牛、羊、猫、猪和狗等也同样可以感染人型结核杆菌而致病。

罪魁祸首：土拉弗朗西斯菌

导致的人兽共患病：兔热病

青睐的动物：兔、啮齿类动物等。

兔热病的主要传染源是野兔和啮齿类动物，其他野生动物、家畜、家禽感染后也可成为传染源。

罪魁祸首：大肠杆菌

导致的人兽共患病：严重腹泻、败血症

大肠杆菌是人和许多动物肠道中最主要且数量最多的一种短杆状细菌，大小为0.5微米×（1~3）微米，周身鞭毛，能运动，无芽孢，主要寄生在大肠内。

大肠杆菌的细胞壁上有复杂的抗原成分，依据其形态，分别称为O（菌体）抗原、H（鞭毛）抗原及K（表面）抗原。这些抗原又分为不同血清型，其中O抗原的血清型达160种，是分群的基础，H抗原和K抗原分别有50和90余种。

正常情况下，大多数大肠杆菌能帮助我们抵御致病菌的侵袭，还能合成维生素B和维生素K供人体需要，是我们的"健康盟友"。然而，一些特殊血清型的大肠杆菌对人和动物有致病性，如O157：H7大肠杆菌，甚至致人死亡。

在机体免疫力降低的情况下，这些平日里的"良民"大肠杆菌会移居到胆囊、尿道、膀胱等器官，造成相应部位或全身性的感染。对于强致病菌，如O157：H7大肠杆菌，常见于牛等温血动物的肠内。

青睐的动物：牛、鸡、羊、狗、猪等。

罪魁祸首：乙脑病毒

导致的人兽共患病：流行性乙型脑炎

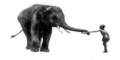 亲密，有隙

乙脑病毒为球形，直径为 40 纳米，核酸为单链 RNA，外层具包膜，包膜表面有血凝素。乙脑病毒对热抵抗力弱，在 56℃加热 30 分钟可灭活。

三带喙库蚊（Culex tritaenior hymchus）是乙型脑炎流行地区的主要媒介，为棕褐色小型蚊种。该蚊兼食人和动物血，猪、牛是其主要吸血对象。

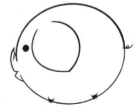

青睐的动物：猪、马、牛、蚊是传播媒介。

人、猪、马、牛等都可以成为乙脑的传染源。其中猪的感染率最高，是本病的主要传染源。

罪魁祸首：沙门菌

导致的人兽共患病：沙门菌病，又称副伤寒

沙门菌病，又名副伤寒，是各种动物及人感染沙门菌属细菌引起的疾病总称，根据其对宿主的致病性，可分为 3 类：①仅对人致病；②对人和动物均致病；③仅对动物致病。

沙门菌为革兰阴性肠道短小杆状菌，菌体大小为（0.6～0.9）微米×（1～3）微米，无荚膜和芽孢（除鸡白痢沙门菌、鸡伤寒沙门菌外），都具有周身鞭毛，能运动。

青睐的动物：猪、马、牛、羊及禽类等。

沙门菌在自然界有广泛的宿主，家养动物和野生动物均可被感染，它可寄居在哺乳类、爬行类、鸟类、昆虫及人的胃肠道中，其中与人类密切接触的宠物，或者其他动物包括猪、马、牛、羊、狗、猫、禽类（包括鸡蛋、鸭蛋）等，甚至两栖类、爬行类动物，如宠物乌龟、蛇等也是潜在的传染源。

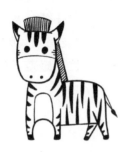 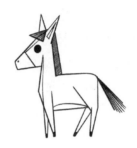

罪魁祸首：鼠疫耶尔森菌

导致的人兽共患病：鼠疫

鼠疫是由杆状的鼠疫耶尔森菌引发。其特征是，染色后在显微镜下观察会发现菌的两端颜色较深。

青睐的动物：旱獭、长尾黄鼠等啮齿动物，跳蚤是传播媒介。

罪魁祸首：布鲁杆菌

导致的人兽共患病：布鲁菌病

布鲁杆菌为革兰阴性菌，呈小球杆状，无鞭毛，不形成芽孢，一般无荚膜，毒力菌株可有薄的荚膜。以兽传染人为主，人传人的实例很少见到。

青睐的动物：羊、牛、猪、狗、骆驼、鹿等。

布鲁菌病的主要传染源是羊、牛、猪，其次为狗、鹿、马等。病畜的分泌物、排泄物、流产物及乳类含有大量细菌，是人类最危险的传染源。

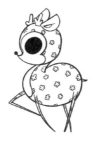
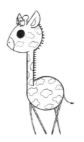

罪魁祸首：巴东杆菌

导致的人兽共患病：猫抓热

巴东杆菌是革兰阴性菌，呈纤细、多形态的棒状，有鞭毛，是一种对营养条件要求苛刻的需氧杆菌。

青睐的动物：猫科动物等，跳蚤是猫群的传播媒介。

被巴东杆菌感染的跳蚤寄居于猫，猫排泄出的粪便带有细菌。猫在搔痒或舔毛清洁时就会把细菌藏于爪子内或口腔中。40%的猫因没有定期除蚤而受到感染。

罪魁祸首：猪链球菌

导致的人兽共患病：人感染猪链球菌病

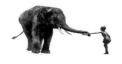

猪链球菌为圆球形，呈单个、成对或数个排列的短链，或排列成串珠状长链。一般无鞭毛、无芽孢，有荚膜。

根据菌体荚膜抗原特性的不同，猪链球菌可分成 35 个血清型，其中感染人的以 2 型最为常见。猪链球菌 2 型呈 α-溶血，溶血素是菌体的毒力致病因子。

青睐的动物：猪、猫、狗、鹿、羊、鸡、鸭、马等。

感染了猪链球菌的病猪及死猪是导致人感染的主要源头。

罪魁祸首：真菌

导致的人兽共患病：真菌致感染、过敏、中毒

大部分的真菌对人是无害的，但也有部分真菌对人和动物具有致病性，常见的致病性真菌包括白色念珠菌、阴道纤毛菌等。

真菌通常分为 3 类，即酵母菌、霉菌和蕈菌（大型真菌），它们归属于不同的亚门。真菌常为丝状和多细胞的有机体，其营养体除大型菌外，分化很小。

青睐的动物：广泛存在于自然界，无特异宿主，可感染多种生物。

罪魁祸首：棘球蚴（绦虫）

导致的人兽共患病：棘球蚴病又称包虫病

包虫病的病原体是细粒棘球绦虫或多房棘球绦虫，属于寄生虫的一种。

细粒棘球绦虫主要引起囊型包虫病，成年虫长 2~6 毫米，由 1 个头节和 3~4 个节片构成，最后 1 个体节较大，内含多量虫卵，寄生于狗的小肠内。

多房棘球绦虫会引起泡型包虫病，形态和生活史均与细粒棘球绦虫相似，其虫体更小，成虫主要寄生在狐狸体内。

青睐的动物：家犬和狐狸等。

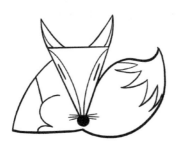
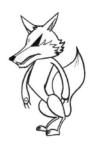

罪魁祸首：贝氏柯克斯体/Q 热立克次体

导致的人兽共患病：Q 热

Q 热立克次体较小，能通过普通的细菌滤器，多呈短杆状或球杆状，无鞭毛，无荚膜，抵抗力在所有立克次体中最强。

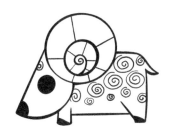

青睐的动物：多种节肢动物、啮齿动物、鸟类可被感染并传染给人，绵羊、牛和山羊是人类的主要传染源。

罪魁祸首：鹦鹉热衣原体

导致的人兽共患病：鹦鹉热

鹦鹉热衣原体呈圆形或椭圆形，直径约 0.3 微米，是严格细胞内寄生，是有特殊发育周期的原核细胞型微生物。

青睐的动物：鸟类及家禽等。

罪魁祸首：螨虫

导致的人兽共患病：螨病

螨虫的种类很多，最常见的有耳螨、疥螨和蠕形螨，人的肉眼是看不见大多数螨虫的，需要借助显微镜观察。

可以引起人兽共患病的螨虫大多是疥螨。疥螨成虫近圆形或椭圆形，背面隆起，呈乳白或浅黄色，体形小，大小为 0.2~0.5 毫米，呈近似圆球形的龟形，头、胸、腹融合在一起，有 4 对足，足短粗，呈圆锥形。前 2 对足与后 2 对足之间的距离较大，肢端有吸盘或刚毛。

疥螨成长史分为卵、幼虫、前若虫、后若虫和成虫 5 个时期。寄生于皮肤表皮的角质层。

青睐的动物：猫、狗、兔等。

罪魁祸首：利什曼原虫

导致的人兽共患病：利什曼病

利什曼原虫是一种很小的鞭毛虫，形状为梭形，大小为微米级，如同细菌。生活史分为前鞭毛体和无鞭毛体两个时期。

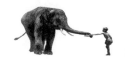
亲密，有隙

对人有致病性的利什曼原虫有 3 种，分别可引起内脏利什曼病、皮肤利什曼病和淋巴结型利什曼病，其中内脏利什曼病又称黑热病。

青睐的动物：白蛉是媒介，宿主是脊椎动物。

罪魁祸首：弓形虫

导致的人兽共患病：弓形虫病

弓形虫属肉孢子虫科弓形体属，是一种球虫，呈圆形、卵圆形、弓形或新月形等，专性细胞内寄生。

弓形虫在终宿主猫科动物体内完成全部增殖过程，分为滋养体（速殖子）、包囊、裂殖体、配子体和卵囊，人和除猫科动物以外的多种动物作为中间宿主，其体内只有滋养体和包囊。

青睐的动物：多种哺乳动物、鸟类及爬虫类可感染，但最终宿主是猫科动物。

罪魁祸首：猪囊尾蚴

导致的人兽共患病：囊尾蚴病

囊尾蚴病是由猪带绦虫的幼虫（囊尾蚴）寄生于人体所致的寄生虫病。猪带绦虫成虫寄生于人体小肠中，中间寄主为猪，故名猪带绦虫。猪带绦虫成虫寄生于人体致人患病称为猪带绦虫病。

有囊尾蚴寄生的猪肉在切开后可见到石榴籽状大小不等、乳白色、半透明水泡样囊包。这样的猪肉看起来像是肉中夹着米粒，故称"米猪肉"。

青睐的动物：猪。

人是猪带绦虫的唯一终宿主，故猪带绦虫病患者是囊尾蚴病及猪带绦虫病的唯一传染源。

罪魁祸首：日本血吸虫

导致的人兽共患病：血吸虫病

雄虫粗短，呈乳白色。雌虫细长，前端纤细，虫体后部因肠管内充满被消化的血红蛋白而呈暗褐色。雌虫常处于雄虫成虫的抱雌沟内，呈合抱状态。在虫体前端有吸盘，虫体借吸盘吸附于静脉内壁。

青睐的动物：钉螺、猪、牛、马、羊、大鼠等。

罪魁祸首： 中华支睾吸虫（肝吸虫）

导致的人兽共患病： 肝吸虫病

成虫背腹扁平，体表无棘，虫体大小为（10～25）毫米×（3～5）毫米，淡黄褐色，一端较窄且有盖，另一端有小瘤，状似葵花籽。

肝吸虫主要寄生在人或其他哺乳动物的胆管内，有时也会出现在胰腺内。中华支睾吸虫是雌雄同体的吸虫。产卵后，虫卵会随胆汁进入消化道混在粪便里排出。

青睐的动物： 淡水螺、淡水鱼、淡水虾等。

罪魁祸首： 致病性钩端螺旋体

导致的人兽共患病： 钩端螺旋体病

钩端螺旋体形态纤细，长短不一，长6～20微米，宽0.1～0.2微米，螺旋细密、规则。

钩端螺旋体能够在水或湿土中存活6周以上，对干燥、热、日光直射的抵抗力较弱，56℃下加热10分钟或60℃下加热10秒钟即可杀死。

青睐的动物： 自然宿主主要是鼠类，其次是猪、牛、马及狗等。

感染钩端螺旋体南方及西南地区以鼠为主，北方和沿海平原以猪为主。蛇、鸡、鸭、鹅、蛙、兔等动物也有可能感染钩端螺旋体。钩端螺旋体不易感染猫科动物。

罪魁祸首： 旋毛虫幼虫

导致的人兽共患病： 旋毛虫病

旋毛虫幼虫寄生于肌肉内，一般形成柠檬状的囊包，大小为0.25～0.5毫米，内含一条螺旋状的幼虫。

成虫寄生于十二指肠、盲肠。虫体细小，前端较细，后端稍粗。

青睐的动物： 羊、猪、鼠等。

（二）斩断魔爪传播途径

埃博拉出血热传播途径

经直接接触感染： 直接接触疫区的易感动物和患者分泌物及体液的污染

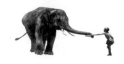 亲密，有隙

物。直接接触死者的尸体、患者的伤口、体液（血液、唾液等）、被体液污染的环境、患者使用过且未经消毒的注射器等。直接接触被感染的野生动物尤其是猴子、猩猩、蝙蝠等或其尸体。

经消化道感染：食用被蝙蝠或其他野生动物咬过的水果等也存在被感染的可能。

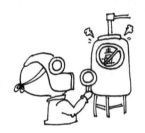 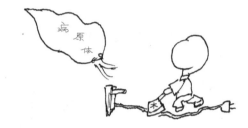

禽流感传播途径

经呼吸道感染：禽流感病毒在禽类间或者禽类与人类间可通过气溶胶和飞沫传播。

经直接接触感染：接触病禽及其粪便、羽毛、分泌物、血液。

经皮肤黏膜感染：可经过眼结膜和破损皮肤引起感染。

经消化道感染：病毒在禽类间主要通过呼吸和粪口途径传播，人接触病禽或死禽及其排泄物是主要的感染途径。

狂犬病传播途径

经皮肤黏膜感染：人感染的主要途径是被感染了狂犬病的动物咬伤、抓伤时，狂犬病毒通过唾液直接进入人体，有时狂犬病病犬通过舔触有伤口的皮肤，也可以传染狂犬病。有些外表健康的犬和猫唾液中也含有狂犬病病毒，当它们舔人或其他动物时，病毒可以侵入损伤的皮肤，被感染者大脑受损，甚至死亡。

经直接接触感染：病毒也可通过无损伤的黏膜、眼结膜和体液等进入人体。人际的一般接触不会传染狂犬病，只有发病的患者咬伤健康人，才有可能被传染上。

经性行为感染：狂犬病病人的器官、组织也具有感染性，对健康人具有

极高的危险性。

经呼吸道感染：通过空气飞沫而引起的感染比较少见。

严重急性呼吸综合征（SARS，MERS）传播途径

经呼吸道感染：最重要的传播途径是呼吸道飞沫传播，即通过与患者近距离接触或吸入患者咳出的含有病毒颗粒的飞沫而感染。

经直接接触感染：亲密的身体接触（握手、拥抱等）传播。

至今 MERS 病毒来自哪里也尚未确定，但其很可能是动物源性疾病。研究认为蝙蝠是 MERS－CoV 的自然宿主，单峰骆驼作为中间宿主可能是 MERS－CoV 感染的主要来源，其传播途径也可能类似 SARS。目前，在人与人之间传播的能力尚弱。

艾滋病传播途径

经血液感染。
经性行为感染。
经乳汁感染。

蜱传脑炎传播途径

经血液感染：通过被蜱叮咬，经血液传播。

李斯特菌病传播途径

人主要通过消化道、呼吸道、眼结膜及皮肤损伤、母婴、性行为等途径感染。

动物主要通过细菌污染饲料和环境中的细菌等途径感染。

结核病传播途径

经呼吸道感染。
经消化道感染。
经皮肤黏膜感染。

兔热病传播途径

经吸血昆虫叮咬感染：主要以此方式感染，蜱为传播媒介。

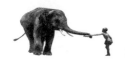

亲密，有隙

经消化道感染。

经呼吸道感染。

经皮肤黏膜感染。

知识环岛

蜱（pí）虫俗称草爬子、狗豆子、壁虱等，属于寄螨目、蜱总科。蜱虫是多种脊椎动物体表的暂时性寄生虫，是一些人兽共患病的传播媒介和储存宿主。

蜱虫种类繁多，全世界已发现1000余种，其中我国有120多种。

成虫体长2～10毫米，吸血后可达30毫米。蜱虫体呈椭圆形，未吸血时腹背扁平，背面稍隆起。蜱虫腹面有4对足，发育过程分卵、若虫和成虫3个时期。

小小蜱虫危害大。已知蜱虫可传播83种病毒，15种细菌，17种螺旋体，32种原虫、衣原体、支原体等病原体。

蜱虫常在草丛、树林蛰伏，或寄生于动物体表，常在皮肤较薄且不易搔挠的部位。人在有蜱的草丛、树林等坐卧停留或与带蜱动物密切接触是蜱虫传播的主要途径。人群对蜱虫普遍敏感，常见于林区工作者、野生植物采集者、宠物饲养者等。

蜱虫叮咬和吸血过程中分泌的麻醉剂和抗凝剂含有数十种蛋白和毒素，常引起宿主皮肤充血、水肿、过敏和急性炎症。部分雌蜱唾液腺分泌的神经毒素会导致宿主运动性纤维传导障碍，大量蜱虫叮咬可引起肌萎缩性麻痹，严重时导致呼吸衰竭而死亡。

若被蜱虫叮咬，不要生拉硬拽，以免拽伤皮肤。软壳蜱虫在吸满血后就会自动脱落，而硬壳蜱虫在吸血时容易钻到肉里面，不容易人工取除。取除时可用碘酒或酒精涂抹在蜱虫身上，使其头部放松或死亡，再用尖头镊子取下蜱虫。或用烟头、香头轻轻烫蜱虫露在体外的部分，使其头部自行慢慢退出。对叮咬部位进行局部消毒处理后，伤者应观察身体状况，如出现发热、叮咬部位发炎破溃及红斑等症状，或其他感染性疾病症状，应及时就诊。

猫抓热传播途径

经直接接触感染：被猫或狗抓伤、咬伤，细菌经伤口进入人身体。抓伤约占46%，单纯接触约占31%，咬伤约占13%，猫蚤刺伤、与狗接触各约占5%。

大肠杆菌感染致严重腹泻、败血症传播途径

经消化道感染：通过饮食感染。

流行性乙型脑炎传播途径

经血液感染：主要通过蚊虫叮咬经血液传播。因为蚊虫可携带病毒越冬，并可经卵传代，所以蚊虫不仅是主要传播媒介，也是长期储存宿主。

沙门菌病（又称副伤寒）传播途径

经直接接触感染：病菌经动物的粪便、尿液、乳汁等排泄物或体液排出，人通过与这些污染物接触而感染。与患者及其使用过的染菌用品直接接触而感染。

经消化道感染：食用患病动物乳汁、粪便污染的食物及水和接触不洁水源导致感染。

鼠疫传播途径

在鼠疫自然疫源地，广泛分布着旱獭和长尾黄鼠等啮齿类动物，它们是鼠疫菌的主要宿主，跳蚤则是传播的主要媒介。如果在这些动物体内检测出鼠疫菌或者血清的间接血凝阳性率高于一定比例，说明该地区近期动物鼠疫正在流行。

经直接接触感染：人被携带鼠疫菌的跳蚤叮咬或者直接接触受感染的旱獭或者黄鼠等，就可能感染鼠疫。

经呼吸道感染：出现首例患者后，细菌可能通过飞沫传播和皮肤接触等方式发生人际传染。

切断传播途径的重点在于对鼠疫自然疫源地的系统监测。每个自然疫源地的地理气候特点和动物流行病学信息需要长期详尽地进行监测记录。

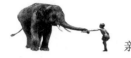 亲密，有隙

世界卫生组织的手册指示，一旦鼠疫暴发，要控制疫情、切断传播途径，最重要的一步是立即大面积杀灭跳蚤。

布鲁菌病传播途径

经皮肤黏膜感染：经破损皮肤、呼吸道黏膜、眼结膜和性器官黏膜感染。

经直接接触感染：如接触病畜排泄物。

经消化道感染：喝生奶、吃生拌肉或半熟的肉。

经呼吸道感染：吸入带有布鲁菌的飞沫、尘埃。

人感染猪链球菌病传播途径

经皮肤黏膜感染：人接触被链球菌感染的猪或者未加工的猪肉制品，可经皮肤伤口或眼结膜感染。

经消化道感染：生熟食、厨具交叉污染可能导致本病菌经口传播。

经呼吸道感染：链球菌是否能通过呼吸道借助气溶胶由病猪传染给人目前还不清楚。

一些病死的猫、狗、鹿、羊、鸡、鸭、马等动物也会携带 2 型猪链球菌，但这些动物能否将此病原传染给人目前尚不明确。

至今尚未发现此病能在人际传播。

真菌致感染、过敏、中毒传播途径

经直接接触感染：接触患病动物及其毛发，被患病动物抓伤、咬伤，接触患病动物排泄物，被带菌的芒刺或植物扎伤，接触带菌土壤。

经呼吸道感染：吸入致病菌或其孢子。

经消化道感染：食入致病菌或其孢子。

真菌广泛存在于自然界。

由于个人体质的不同，生活习惯的差异，不同人群的真菌感染率存在差异。

棘球蚴病（又称包虫病）传播途径

经消化道感染：携带寄生虫的动物粪便可污染饲料、饮水或草场，人在食入虫卵、接触狗或处理动物皮毛时误食虫卵都会被感染。主要传播者是狗，

鼠、羊、牛及其他家畜是中间宿主。

Q 热传播途径

家畜、家禽、鸟类、野生哺乳动物、狗和猫都可自然感染 Q 热立克次体，动物间可通过蜱传播。

人 Q 热的传染源主要是感染的家畜，特别是牛、羊。

本病患者也属于传染源，Q 热可以在人群中传播。

经呼吸道感染：人类可通过直接吸入感染动物的粪、尿、乳汁和组织形成的气溶胶或污染的尘埃而感染。

经皮肤黏膜感染：也可能因接触患病动物的尿液、粪便、皮肤而感染。

经消化道感染：饮用污染的水、食用患病动物的乳制品或肉制品而感染。

鹦鹉热传播途径

衣原体在鸟类间主要通过呼吸和粪口途径传播，饲料严重污染会引起禽类疫情的暴发流行。

患病鸟类通过粪便和上呼吸道排出的分泌物传染给人类。

经呼吸道感染：人吸入带有病原体的空气时即会感染。

经直接接触感染：清扫鸟笼、鸟粪、投喂饲料或抚弄爱鸟时，接触到污染物就会被感染。

螨病传播途径

经直接接触感染：疥螨可通过人与人之间的直接接触传播，或通过衣、被、床、椅等间接传染。

动物疥螨可与人互相传染。

螨在生活中广泛存在，当人体抵抗力低、环境潮湿时，极易发病。儿童更易感染螨病。

利什曼病传播途径

利什曼原虫寄生在家犬体内，再由犬通过传播媒介传播给人类。利什曼原虫的宿主类型为狗、狼、狐等动物。

利什曼原虫主要寄生在患者的血液、肝、脾、骨髓和淋巴结中。

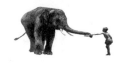

经吸血昆虫叮咬感染：传播媒介是白蛉和罗蛉等吸血昆虫。每年 5 ~ 8 月为白蛉活动季节，白蛉吸吮感染动物的血液时，利什曼原虫便进入白蛉体内。当白蛉叮咬人时，将原虫注入人体内，即可引起感染。

弓形虫病传播途径

经消化道感染：以经口感染为主。猫含卵囊的粪便可污染水果、蔬菜，感染家畜、家禽，甚至会污染自然界中的水、草、土壤等，各种野生动物及人类通过直接或间接饮食而感染，而且它们通过再次污染环境和食物链而不断循环传播。传染源主要是患者、病畜和带虫动物。

经皮肤黏膜感染。

经呼吸道感染。

经眼结膜感染。

经胎盘、输血、器官移植感染。

经性行为感染。

囊尾蚴病传播途径

经消化道感染：食入活的猪带绦虫卵。分为 3 类。外源性异体感染：人食入被虫卵污染的蔬菜、生水。人感染猪带绦虫病的主要方式为食用生的或未熟的含猪囊尾蚴的猪肉（米猪肉）。吃未烹炒熟透的肉、吃未涮熟的生肉片火锅、吃生的肉馅或生熟刀具混用等都可导致食入活囊尾蚴。外源性自身感染：体内有绦虫成虫寄生的患者食入自身排出的虫卵。内源性自身感染：在呕吐或反胃过程中，肠内的虫卵逆流入胃内，其情况相当于食入大量虫卵。

血吸虫病传播途径

经直接接触感染：血吸虫的尾蚴接触到人或动物裸露的皮肤后，会从皮肤钻入引发感染。在我国南方地区，人们一般是通过游泳、洗澡、洗衣、洗菜、淘米、捕鱼捉蟹、赤足时经过钉螺受染区等途径感染。血吸虫成虫不具感染性，人不会通过和其他患者、动物亲密接触而感染，终宿主排出的血吸虫卵在钉螺中发育到有感染性的毛蚴阶段后，溢出

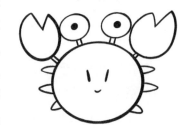

螺体感染人和动物。影响毛蚴溢出的最主要的因素是水温，一般在 15～35℃ 虫体都会溢出，但最适宜的温度为 20～25℃。

肝吸虫病传播途径

经消化道感染：食入含活囊蚴的淡水鱼、虾而感染。淡水螺和淡水鱼类分别是肝吸虫的第一和第二中间宿主，而作为第二中间宿主的淡水鱼类是传播本病的主要来源，生吃或吃未熟透的淡水鱼类是感染此病的主要原因。

肝吸虫病在我国广泛分布，无性别、年龄和种族之分，人群普遍易感。

钩端螺旋体病传播途径

经消化道感染。

经呼吸道感染。

经皮肤黏膜感染：包括消化道、呼吸道和生殖系统的黏膜，都会被钩端螺旋体侵入。

经直接接触感染：患病动物的尿液污染环境（水和土壤等），人接触之后，钩端螺旋体会经破损的皮肤侵入人体。

经血液感染：吸血节肢动物如蜱、螨等也可通过叮咬吸血传播钩端螺旋体。

经体液感染：羊水、胎盘、脐血、乳汁等也会传播此病。

旋毛虫病传播途径

经消化道感染：人食用含有活旋毛虫幼虫囊包的羊、牛、猪、狗和鼠等杂食动物肉后，可感染该病。

旋毛虫幼虫主要在肌肉中生长，在全身许多部位均可存在。

人或羊、猪、鼠吞食囊包后，旋毛虫幼虫在小肠上段自囊包中溢出，并钻入肠黏膜内，发育到性成熟阶段，交配后大多雄虫由肠道排出，雌虫继续长大，生产幼虫，幼虫大多经淋巴管、静脉、右心、肺进入体循环，散布到全身，一部分经消化道排出。

幼虫到达肌肉后，形成囊包，囊包多见于横纹肌。

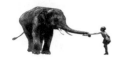

（三）保护弱者易感人群

埃博拉出血热

目前，对埃博拉出血热的防治还很困难，无论对人还是对动物都没有有效的特异性治疗办法或者疫苗。隔离控制、加强个人防护是防控的关键措施。

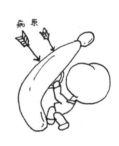

我国是对外贸易、旅游大国，以埃博拉为首的烈性动物源性传染病存在传入我国的可能性，但形成大范围传播的可能性是非常低的，大家不必过分恐慌。因为埃博拉病毒无法通过空气传播，没有症状的人也不会传染他人，在一般商务活动、旅行、社会交往和普通工作场所感染风险较低。因此，发现患者及时将其隔离，未穿着防护服时不与患者亲密接触，即可有效控制疫情。

警而远之：

未穿着防护服时与患者亲密接触；

接触患者后没有用消毒液或肥皂洗手；

近距离接触野生动物；

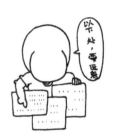

食用丛林动物肉，尤其是猴子、猩猩和蝙蝠的肉；

吃被野生动物咬过的水果。

禽流感

有报道发现，不论是高致病性禽流感病毒还是低致病性禽流感病毒都可以感染人。禽流感病毒曾被认为极少会发生跨物种传播，这跟病毒与哺乳动物受体结合力低有关。H5 型和 H7 型禽流感病毒可以跨越物种屏障感染人类，这可能与禽流感病毒与哺乳动物受体结合能力的增加有关。

世界卫生组织推荐的抗流感病毒药物是达菲，该药物早期使用能够预防禽流感。

防治人感染高致病性禽流感关键要做到"四早"，指对疾病要早发现、早报告、早隔离、早治疗。

我国目前还没有人用的禽流感疫苗。

警而远之：

饲养家鸟不定期免疫；

直接接触野生鸟类；

近距离接触观赏鸟类；

接触鸟类后不勤洗手；

购买无检疫禽产品；

生熟食不分开处理；

吃生禽、病死禽类。

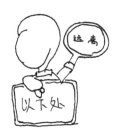

狂犬病

预防被狗咬伤。遇到狗要双臂收拢保持原来位置直立，面对狗缓慢后退，直到狗离开。

逗弄小狗要经过主人同意。万一被狗咬伤，应立即就医。

人一旦被宠物犬、猫咬伤抓伤，应立即挤压伤口排出污血，清洗伤口，再用20%的肥皂水或其他碱性洗涤剂彻底清洗伤口并消毒。

及时到卫生防疫站注射狂犬病疫苗。人注射狂犬病毒免疫血清和接种狂犬病灭活疫苗，可将发生狂犬病的概率降到最低。目前，多采用5针程序接种狂犬病疫苗：被咬伤者分别在当天、第3天、第7天、第14天和第28天各接种1针。

有关部门应加强对猫、狗饲养的管理，遵守政府关于养犬的管理规定，所养的猫、狗要注射狂犬疫苗，要有免疫证。

专用服装遛狗，避免将狗的微生物带入生活或工作区。饲养猫、狗的饲养员应每年注射狂犬病疫苗。

警而远之：

遇到狗立即逃跑；

遇到狗大声尖叫；

直盯着狗看；

打扰狗吃食物或睡觉；

主动亲近任何不认识的狗；

身上有伤口的人接触宠物；

穿生活或工作服装遛狗。

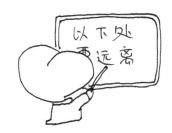

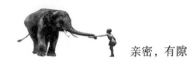
亲密，有隙

严重急性呼吸综合征（SARS，MERS）

SARS 和 MERS 均是突发的呼吸道传染病，目前没有特效药，但和所有的传染病一样，是可以预防的。

个人要注重保持良好的卫生习惯，注意均衡饮食、适度运动、充分休息、减轻压力和避免吸烟，以增强身体的抵抗力；保持生活、工作环境的空气流通和清洁。到密集场所应佩戴医用口罩。若接触可能感染的病例时，最好佩戴 N95 口罩。

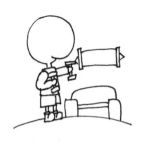
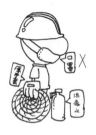

出现发热、咳嗽等呼吸道类似症状时，应及早到医院就诊。对于临床不能排除严重急性呼吸综合征的患者，要配合医护人员采取隔离措施，进行医学观察。这样既有利于病情观察和及时治疗，同时也可防止疾病的传播。

警而远之：

去人群密集的场所；

密切接触有流感样症状的患者，如发热、咳嗽、打喷嚏等；

重复使用一次性口罩；

去疾病流行的国家和地区旅游；

接触骆驼、野生动物、疑似宿主等。

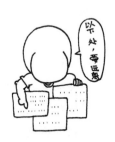

李斯特菌病

新生儿、孕妇、40 岁以上的成年人、免疫功能缺陷者为李斯特菌易感人群。

多种畜、禽、野生动物也是易感对象。

人发病时，应实施隔离、消毒、及时就医等措施。感染发病初期，在医生的指导下结合氨苄西林和青霉素类药物进行治疗，可取得较好的治疗效果。

动物发病后应及时隔离，并对环境设施进行严格消毒。

食品加热必须达到70℃并持续2分钟以上。

饲主应做好平时的饲养管理，处理好粪尿，减少饲料和环境中的细菌污染。

李斯特菌广泛存在于自然界中，受温度和渗透压影响较小，在土壤、地表水、污水、废水、植物、饲料、烂菜中均有该菌存在，所以人和动物很容易食入该菌。该菌能够通过粪口途径传播，因此人们应特别注意卫生、清洁。

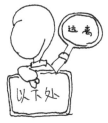

警而远之：

将动物带出疫区；

生吃食物。

结核病

在医生的指导下可以采用异烟肼、利福平、链霉素、吡嗪酰胺、乙胺丁醇和对氨基水杨酸等抗结核药物短程化疗，通常周期为6~9个月，要遵照医嘱服用药物，积极配合医生治疗。

养猫、狗伴侣动物要经常进行常规检疫。

食用检疫合格且煮熟的肉食和蛋类。对笼舍要消毒。与患病动物接触需要戴口罩、手套。注意居家通风，有持续咳嗽等症状时应去医院进行检查。

结核病治愈患者应加强锻炼，增强免疫力，预防复发。

伴侣动物如猫狗出现逐渐消瘦、咳嗽时要马上送宠物医院检查，确诊后积极治疗。病情危重无法救治的动物，应根据兽医建议实施安乐死。对它们的笼舍进行消毒处理，居室内需开窗通风。

警而远之：

接触患者；

接触流浪猫和狗；

亲密接触患病宠物；

接触活禽家畜；

食用消毒不严的乳制品。

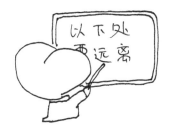

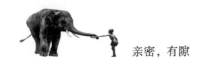
亲密，有隙

兔热病

接种减毒活疫苗是有效的兔热病预防措施，采用皮肤划痕法接种减毒活菌苗，接种 1 次，免疫力可维持 5 ~ 7 年，也可采用口服减毒活菌苗及气溶胶吸入法。

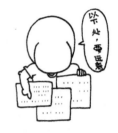

警而远之：

食用未熟透的肉制品等；

疫区工作时未穿防护衣。

致病性大肠杆菌病

水应煮沸饮用，肉类加热煮熟后食用，勤洗手。

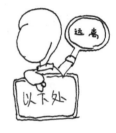

警而远之：

饮用生水；

食用未熟透的肉制品等。

流行性乙型脑炎

蚊类是主要传播媒介，库蚊、伊蚊和按蚊的某些品种都能传播本病，尤其是三带喙库蚊。

猪是本病的主要传染源，一般在人类流行性乙型脑炎流行 1 ~ 2 个月前，先在家畜中流行，故检测猪的流行性乙型脑炎病毒感染率可预测当年其在人群中的流行趋势。

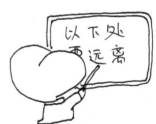

加强畜禽管理，减少畜禽感染，灭蚊防蚊驱蚊，做好预防接种。

警而远之：

畜禽感染流行性乙型脑炎病毒。

沙门菌病

患者应及时就医并遵医嘱，注意维持水、电解质平衡；给予患者高热量、高维生素、易消化的无渣饮食。退热后，患者食欲增强时，仍应继续进食一段时间无渣饮食，以免诱发肠出血和肠穿孔。

管理传染源：接触动物或不洁水源后要用肥皂洗手。

切断传播途径：搞好"三管一灭"（管水、管饮食、管粪便，消灭苍蝇），做到饭前便后洗手。

保护易感人群：接种相应的疫苗。

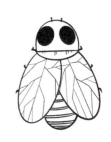

食用沙门菌污染的食物中毒后要对患者予以隔离，入院进行对症、抗菌、补液治疗，并须注意护理和饮食。对污染的环境、餐具及患者的呕吐物等应严格消毒处理。

如果鸡蛋中携带沙门菌，未经加热或加热不彻底而直接食用，就有可能被沙门菌感染。当鸡蛋加热至100℃，可立即将病菌杀死；70℃持续加热5分钟也可杀灭病菌。

发生群体暴发性沙门菌食物中毒时要第一时间向卫生防疫部门报告并求援，将中毒人员送往医院及时救治，同时密切关注其他可能中毒人员的健康，尽可能对中毒人员的致病食物、呕吐物和体液进行收集，以便准确诊断。同时要求事发食堂等停止对被污染食物的供应。

警而远之：

接触动物或不洁水源后未及时洗手；

进食生水和不洁食物；

吃半熟鸡蛋和生鸡蛋；

宠物食盘与餐具混用或一同存放。

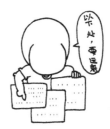

鼠疫

如果有与患者密切接触史或有其他可能感染的条件出现，也不要过于恐慌。应在医生的指导下立即使用氯霉素等抗生素进行预防性治疗，并度过大约9天的隔离期后，若没有异常就可以结束观察了。

在医生的指导下及时使用链霉素等抗生素进行支持治疗，可使病死率降低到15%以下，大多数患者是能够康复的。

警而远之：

腿部皮肤裸露；

在阴暗潮湿的地方停留；

跳蚤叮咬；

接触野生疫源动物及其洞穴，如疫源地的旱獭；

捕猎；

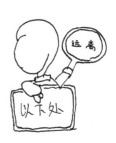

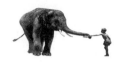

亲密，有隙

剥食动物；

携带动物出疫区。

在某些地理和生态环境中，种群间长期相互适应和进化，从而使病原体在这一地区得到持续保存和循环，这些地区就称为自然疫源地。

知识环岛

我国鼠疫自然疫源地

我国已知鼠疫自然疫源地有 11 类，分布在 19 个省（区）273 个县（旗），分别是：①青藏高原喜马拉雅旱獭疫源地。②呼伦贝尔高原蒙古旱獭疫源地。③帕米尔高原长尾旱獭疫源地。④天山山地灰旱獭、长尾黄鼠疫源地。⑤松辽平原达乌尔黄鼠疫源地。⑥甘宁黄土高原阿拉善黄鼠疫源地。⑦内蒙古高原长爪沙鼠疫源地。⑧锡林郭勒高原布氏田鼠疫源地。

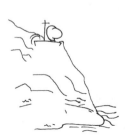

⑨滇西北山地大绒鼠、齐氏姬鼠疫源地。⑩云南、东南沿海家鼠疫源地。⑪青藏高原青海田鼠疫源地。

不难看出，其中很多疫源地是风光秀美的自然胜地，旅行者在进入上述地区时，应当防止跳蚤叮咬，尽可能封闭裤腿，涂抹花露水等，被叮咬后用硫黄皂等进行清洗，避免接触野生疫源动物。

旱獭名片

旱獭又称土拨鼠，啮齿目松鼠科，能长到 50 厘米左右，胖乎乎小短腿，粗脖子，短耳朵，能够站立，模样呆萌。疫源地的旱獭是鼠疫的主要宿主之一，在野外特别是在疫源地，要避免与它接触，并远离其洞穴，因为洞穴附近可能存在跳蚤，且不要为了获取它的肉和皮毛而对其进行捕杀，那样被感染的风险更大。

伍连德名片

中国鼠疫防治事业的先驱——伍连德（1879—1960 年）。

1910 年 11 月—1911 年 4 月，伍连德临危受命，成功控制了我国东北地区的鼠疫大暴发。他采取的有力措施包括：设计并推广使用了简单有效的口罩，防止飞沫传播，建立有效的隔离防疫体系，对病死者的尸体进行火葬等。

1915 年 2 月，伍连德与颜福庆共同创立中华医学会。

1930 年，在伍连德的努力下，中国终于收回了海港检疫权。

1935 年，伍连德被提名为诺贝尔生理学或医学奖候选人，理由是他"在肺鼠疫方面的杰出成就，特别是发现了旱獭在鼠疫传播过程中的作用"。他是华人世界中获此殊荣的第一人。

布鲁菌病

治疗方法以抗菌药为主，注意休息，提高抵抗力。

与传染源接触时要戴口罩，被污染的场地要消毒。防止饮水污染。

被布鲁菌病感染的病死畜尸体必须就地深埋，有条件的地方彻底焚烧，对受污染的环境用 20% 漂白粉或 10% 石灰乳消毒。

警而远之：

直接接触动物的分泌物、排泄物、流产物等；

给动物饲喂流产物或胎盘；

食用未加热熟透的奶及肉类等食品；

混用或处理生熟食的餐具。

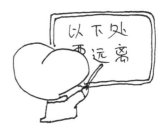

猫抓热

疑似感染猫抓热后应马上用肥皂水清洗，再用家用消毒液消毒，如果伤口较深且疼痛或"起红线"，应立刻去医院就诊。

警而远之：

亲吻猫或狗；

口对口给宠物喂食；

与猫或狗同眠或有过度亲密的活动；

无防护为猫除跳蚤。

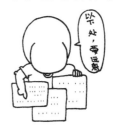

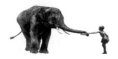
亲密，有隙

人感染猪链球菌病

怀疑感染猪链球菌病后应及时就医。人感染猪链球菌后在医生的指导下首选青霉素进行治疗，青霉素过敏者可选用第三代头孢菌素。

对患者或患病动物的排泄物、分泌物、呕吐物等应进行严格消毒灭菌处理。

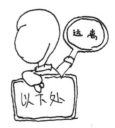

警而远之：

处理生肉制品时飞溅；

购买或食用来源不明、未经检疫的猪肉；

厨具交叉污染。

真菌致感染、过敏、中毒

很多真菌感染伴有基础性疾病，应积极治疗原发病，在医生的指导下针对性使用抗真菌药物。

真菌对抗生素不敏感，应采取综合治疗措施。也可应用中药对症治疗。

注重膳食平衡，加强身体锻炼，增强机体抵抗真菌感染能力。

注意清整宠物皮毛，保持清洁。宠物真菌感染时要及时带动物就医。

保护伤口，防止真菌通过伤口感染。

谷物食品要储存在通风、干燥、低温环境中。

警而远之：

滥用抗生素，导致菌群失调，使真菌感染范围扩大；

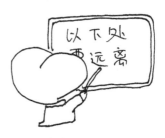

擦伤；

接触患病动物；

食用霉变食品。

知识环岛

真菌毒素与肿瘤

黄曲霉毒素是诱发肝癌的重要因素之一。黄曲霉素的代谢产物黄曲霉毒素 B1 有强烈的致癌作用，存在于霉变的玉米、花生等食品中，食品被黄曲霉毒素 B1 污染严重的地区，肝癌的发病率较高。

黄曲霉素耐热性强，加热也不能去除毒素。相对湿度 90%、温度 20～30℃的环境，最易于黄曲霉菌及其代谢毒素的生长。

未能及时晾干或储藏不当的粮食易被黄曲霉菌污染。谷蛾、粉虫甲等害虫可造成粮食损伤，导致黄曲霉菌侵入。

包虫病

包虫病由于潜伏期较长，不易被发现，后期治疗效果不理想，病死率高。可采用手术切除病灶，并在医生的指导下使用阿苯达唑药物进行治疗。包虫病无法在人与人之间传播，无须对患者隔离。我国已将包虫病列入免费救治的重大传染病之一。

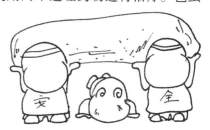

疫区的狗要定期驱虫。

勤洗手。

要和病死家畜保持一定距离，及时报告当地防疫机构，并做好临时看管工作。

警而远之：

饮生水；

食生菜；

与疫区的狗亲密接触；

在疫区内，居住或活动区与野生动物直接接触；

居住区及家畜活动区或畜舍附近放置、丢弃食物，增加野生动物尤其是鼠类等小型动物光顾的机会；

用动物内脏喂狗；

处理病畜时未穿防护服；

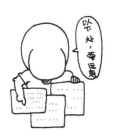

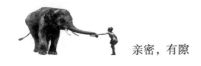

亲密，有隙

人或家畜食用病死家畜。

Q 热

在医生的指导下四环素及喹诺酮类药物可以治疗 Q 热，联合用药效果更好。

注意个人及食物卫生，做好灭蜱、灭鼠的工作，严格消毒处理患病动物污染的环境。

近年来，Q 热在许多国家屡次发生，范围有所扩大，各年龄段人群均易感染 Q 热，高危人群的职业特点有淡化趋势，全年均可发病。我国急性 Q 热表现有肺炎的比例（56%）高于有肝炎者（34%），大多数预后较好，约 2% 需住院治疗。Q 热感染患者约 5% 发展为慢性，经早期诊断及时治疗，可将病死率从 30% ~ 65% 降至 5%。

警而远之：

接触家畜时未做好防护如戴手套；

饮用未煮沸过的水和未消过毒的奶制品；

接触可能污染 Q 热病原的物品和场所。

鹦鹉热

感染鹦鹉热患者需隔离治疗，以防经呼吸道传播。在医生的指导下首选药物为四环素，对于儿童或孕妇而言，可选用红霉素。

最好不要养鸟。饲养鸟时要经常用热水冲洗笼子、栖架和鸟接触的其他物品，然后置于阳光下暴晒消毒。当鸟在家人经常活动的区域（如地板、沙发和床上）游玩时，要用报纸、塑料袋或布片等进行衬垫，防止被鸟的遗留物污染。

一旦发现可疑病鸟或死鸟，应及时报告当地动物防疫监督部门。

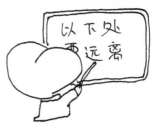

警而远之：

亲密接触鸟类、禽类；

接触可疑的病鸟或死鸟。

感染人类的宠物螨病

犬癞皮病。狗感染疥螨后常有剧痒、脱毛和湿疹性皮炎，在眼周、额部、颈下部、肘部、腹部、股内侧等处皮肤发生脱毛，皮肤粗糙脱屑或有小结节。病情严重的病犬皮肤生成脓包，脓包中含有大量虫体或虫卵。

耳螨病。疥螨和痒螨可引起狗、猫、兔子耳螨的发生，动物主要表现为不停地晃脑袋、抓耳朵。不久便会出现略带黑色的耳垢，并有异味。有黑泥和棕色的少量液体，严重的耳道内会出血。宠物耳朵里的黑泥一般是螨虫感染所致，如果处理不当，容易损伤宠物的耳道，并导致螨虫虫卵的散播。最好是到宠物医院请专业人士进行治疗。

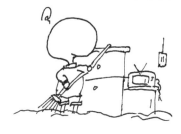

注意个人卫生。保持家居的环境清洁，室内要经常通风。保持动物身体清爽和干净，经常梳理动物毛发。

警而远之：

与患者接触及使用患者的衣被；

与宠物过度接触，如搂抱、睡觉、亲吻等；

掏宠物耳朵里的黑泥。

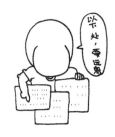

利什曼病

利什曼病患者应卧床休息，保持液体和电解质的平衡，预防和治疗继发感染，高热时应对症处理，如物理降温等。药物治疗在医生的指导下以五价锑剂为首选，常用药物为葡萄糖酸锑钠。

在疾病流行地区，应配合有关部门进行病犬筛查并控制养狗数量。

每年的白蛉活动季节，在房屋和畜舍周围喷洒杀虫剂。

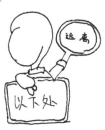

警而远之：

蚊、蛉叮咬。

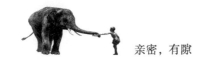
亲密，有隙

弓形虫病

应购买检疫合格的牛肉，并在煮熟加工后食用。购买熟食应去正规的销售网点。

大部分消毒药对卵囊无效，应用蒸汽加热等方法杀灭卵囊。

孕妇如有饲养猫，应定期检测。

带宠物散步时要收拾宠物粪便，将其装入粪袋并投入垃圾箱，做到对环境负责，对人类健康负责。

消灭鼠类，饭前便后要洗手，孕妇体检，清扫猫舍，生熟食要分开处理。

遇到流浪猫，可与动物保护组织取得联系，让他们对流浪猫进行救助和保护。

发现死亡的宠物，要在远离水源的地方深埋或送到专门的动物尸体处理场所处置。野外遇到死亡动物要通知当地防疫部门。

警而远之：

孕妇饲养猫；

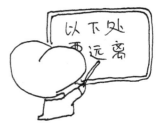

与猫狗接触；

生吃动物性食品；

蔬菜、水果被猫或狗粪污染；

亲吻、抚摸流浪猫；

发现死亡的宠物随便乱扔或丢进垃圾桶；

轻易接触野外遇到的死亡动物。

囊尾蚴病

在医生的指导下阿苯达唑是目前治疗囊尾蚴病的首选药物，吡喹酮也为常用药物。脑囊尾蚴患者必须住院治疗，眼囊尾蚴患者在药物治疗前必须先进行手术治疗。

蔬菜洗净，预防疾病。拒食生肉，健康享受。预防囊尾蚴病，要改变不良的饮食习惯，肉食应彻底烹制熟透，生吃的水果、蔬菜应洗净。

我国某些民俗饮食习惯增加了囊尾蚴感染风险。例如，少数民族节庆菜肴、地方美食也可能是囊尾蚴病的"温床"，将生肉片在热汤中烫一下即食用，这样的烹饪方式不足以杀灭囊尾蚴，可造成感染。因此，一定要选择检疫合格的肉，良好的烹饪习惯是健康的保障。

猪带绦虫的近亲——牛带绦虫。牛带绦虫是一种与猪带绦虫非常相似的人体寄生虫，可引起人牛囊尾蚴病和人牛带绦虫病。牛带绦虫和猪带绦虫的生活史基本相同，但牛带绦虫的中间宿主为以牛科动物为主的多种动物，如野山羊、野猪、驯鹿、美洲驼、角马、狐、绵羊等。所以食用这些动物时也要注意识别可能寄生在其体内的囊尾蚴，以防感染囊尾蚴病。

警而远之：

食用未煮熟的、含有活囊尾蚴的猪肉；

吃未经烹饪的生猪肉制作的食物；

生熟食物砧板、菜刀混用，或切生肉的厨具污染熟食；

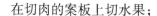

在切肉的案板上切水果；

我国某些民俗饮食习惯，如白族的"生皮"、傣族的"剁生"、西南地区的"生片火锅"、云南的"过桥米线"、福建的"沙茶面"等；

吃"米猪肉"。

血吸虫病

在进行劳作或者接触水源的时候一定要做好个人防护，穿戴防水服、雨鞋、手套等防护工具，饮用煮沸开水等。

警而远之：

接触钉螺；

食用加热不彻底的钉螺。

肝吸虫病

预防肝吸虫病应严控经口传染这一环节，防止食入活囊蚴是防治本病的关键。改进烹调方法和饮食习惯。

警而远之：

吃未煮熟透的淡水鱼、虾；

混用生熟食的厨具。

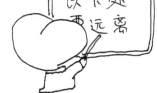

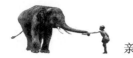
亲密，有隙

钩端螺旋体病

加强防鼠措施，加强对疫区易感动物的检疫。

发现患者及时隔离，并对排泄物如尿、痰等进行消毒。

流行季节前半个月到一个月可接种钩端螺旋体疫苗。

警而远之：

接触污染水源；

被吸血节肢动物叮咬。

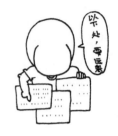

旋毛虫病

在医生的指导下在感染后一周内使用丙硫咪唑，又名肠虫清、阿苯达唑，治愈率可达100%。

囊包在70℃加热10分钟即可杀死，所以应加热煮熟后食用。

发现感染有旋毛虫病的肉要向相关部门举报。

警而远之：

购买、食用未经检疫的肉类；

吃生的或未熟透的肉。

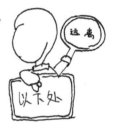

1. "预防为主"

现代生活中，传染病和寄生虫病此起彼伏，出没无常；人兽共患病有增无减，负担日重；常见或突发伤害事件纷至沓来，层出不穷。传染病并无国界、地界之分。"预防为主"一方面是指政府从政策、机构、专业队伍和经费投入等方面保证疾病少发生、不流行、有效控制，减少个人、家庭、社会和国家的损失；另一方面是指居民从认识、观念和行为等方面落实各项疾病控制措施。全民参与、全社会参与，从我做起就是疾病控制以人为主体的表现。加强和推动健康教育和健康促进，是我国疾病控制的主要经验，也是疾病控制的基本对策。健康促进的基本内涵包含了政府行为改变和个人行为改变两个方面，即在政府的领导、组织、协调和保障下实现群策、群防、群控，从全球化卫生的高度来认识政治、文化、经济和自然生态等因素对居民健康与疾病控制工作的效应，以居民的健康水平和卫生需求为依据，从本国、本地的实际出发决定疾病控制对策，充分利用现有卫生资源采取应对措施。

抛砖引玉来举例

防控人兽共患病有共性原则。

隔离控制、加强个人防护是防控的关键措施。发现患者及时将其隔离，未穿着防护服时不与患者亲密接触，即可有效控制疫情。

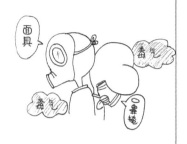

防治感染人兽共患病关键要做到"四早"，指对疾病要早发现、早报告、早隔离、早治疗。

早发现：当自己或周围人出现发热、咳嗽、呼吸急促、全身疼痛等症状时，应立即去医院就医。

早报告：发现感染人兽共患病病例或类似病例，应及时报告当地医疗机构和疾病预防控制机构。一旦发现可疑患病动物或死亡动物，应及时报告当地动物防疫监督部门。

早隔离：对感染人兽共患病病例和疑似病例要及时隔离，对密切接触者要按照情况进行隔离或医学观察，这样既有利于病情观察和及时治疗，同时也可防止疾病的传播和疫情的扩散。

早治疗：对确诊为感染人兽共患病的患者，应积极开展救治，特别是对有其他慢性疾病的人要及早治疗。在医生指导下经过抗病原药物治疗及使用支持疗法和对症疗法等综合治疗措施，绝大部分患者可以康复。

个人要注重保持良好的卫生习惯。注意饮食卫生，加工、保存食物时要注意生熟分开，进食肉、蛋类要彻底烹制熟透，生吃的水果、蔬菜应洗净；注意均衡饮食、适度运动、充分休息、减轻压力和避免吸烟，以增强身体抵抗力；保持生活、工作环境的空气流通和清洁；

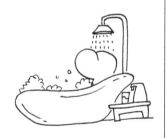

到密集场所应佩戴医用口罩，若接触可能感染的病例时，最好佩戴 N95 口罩；人发病时应实施隔离、消毒、及时就医等措施。

2. 恐怖来源于"无知"

又是冠状病毒，这个词对我国所有的人来说都是非常深刻的，猖獗一时

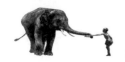

的 SARS，俗称"非典"的教训至今记忆犹新，而且这次冠状病毒还是新型的，以至一些人闻之而产生莫名的恐惧感。

新型冠状病毒肺炎疫情再次向人类敲响了警钟。病毒来源于何处，与何种动物有关，这些问题并不十分清楚。

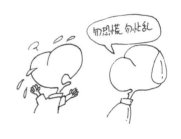

这次疫情流行病学调查显示，集聚的部分患者为批发市场的经营户。该市场不仅出售海鲜，还进行许多其他动物的交易。因此，推测这种新型冠状病毒很有可能来自动物。

随着科技的发展、认知水平的提高，人类逐渐揭开冠状病毒神秘的面纱。冠状病毒十分常见，一般致病性不强，主要引起呼吸道、肠道疾病。冠状病毒宿主非常广泛，可感染人类、经济动物猪和牛、宠物猫和犬，以及蝙蝠和啮齿类、鸟类等很多野生动物。

曾引起人类恐慌的 SARS 冠状病毒和 MERS 冠状病毒，都有证据表明是来自动物的变异冠状病毒，其对人类的致病性非常强大。新型冠状病毒，也意味着它不同于已发现的人类冠状病毒，应警钟长鸣，不可掉以轻心。

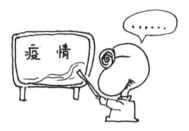

人类活动不可避免地要接触到各种动物，这也为病原跨物种传递提供了机会。据统计，在过去的 25 年中，从动物身上传染到人身上的疾病一共有 39 种，包括埃博拉病毒、出血热病毒、鼠疫、"非典"、高致病性禽流感等。一共有 1407 种病原体可能导致人类致病，包括病毒、细菌、寄生虫、原生生物和真菌等。这些病原体中，有 58% 都是来自动物。有 177 种一旦"出现"或者"再次出现"，都可能在人类中广泛传播。

病原体之所以如此容易地导致人类感染、传播，跟现在的生活方式和"无知"有关。现在人类居住得更加密集，交往也更加频繁。自然的破坏、频繁的动物贸易、气候变暖都为病原体传播起到推波助澜的作用。病原一旦在人与人之间传播，便捷、频繁的旅行等活动则更容易将病原体通过感染者快速地散播到世界各地，成为全球性公共安全问题。这些传染病不仅给我们带来了健康等问题，而且还造成了巨大的经济损失。

随着人类活动的无限扩大，可以预见，从动物传染到人的疾病很可能会越来越多，将严重影响到人类的健康。

科研活动中的实验动物培育、各种病原动物实验研究、野生动物实验室，尤其是多物种动物集中饲养会增加新病原风险。

面对不明原因的新型冠状病毒，难道我们就束手无策了吗？

以下防控应对措施及注意事项可将感染风险降至最低。

政府层面：完善从各种动物源头上控制病原体，防范新发、再发传染病出现的环境保障制度；建立完善国际、地区间严格限制动物跨物种交流避免病原体扩散失控的制度；完善自然环境保护及源头控制保障机制，减少人类在野生动物聚集区内活动。严格控制鲜活动物交易市场，严格进行动物检疫，不准出售野生动物。感染性动物实验应严格控制在安全范围内进行。

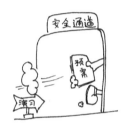
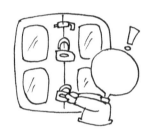
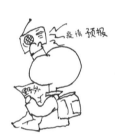

个人层面：自觉遵守相关规定，不滥杀动物和食用野生动物，发现不明原因的死亡动物要及时报告给所在地的动物检疫部门或疾病预防控制部门，远离不明来源的动物尸体、排泄物等，不擅自到非开放地区包括山上、野地、河流游玩，不和动物近距离接触，拒绝和动物拥抱、亲吻等行为，防范动物源性疾病。日常生活中，加强个人防护，保持室内空气流通，避免或少到封闭、空气不流通的公众场合和人多集中的地方，必要时可正确佩戴口罩。勤洗手、勤换衣。如有接触动物或其排泄物后发热、呼吸道感染症状，特别是持续发热不退，应避免接触他人，佩戴口罩，及时到医疗机构就诊。不要过度劳累，增强抵抗疾病的能力。做好个人防护，不做病原的传播者，对个人、对社会、对国有助力不添乱。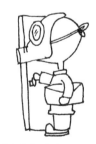

"科学的力量取决于大众对它的了解。"普及生物安全与生活安全知识，有利于提高全民生物安全意识；有利于消除人们对生物危害的盲目恐慌，指导人们的日常生活；有利于社会稳定与发展。

四、疫情警醒我们每个人

新型冠状病毒肺炎疫情迅速蔓延，狠狠地敲打了人类一次，给国家的经济带来巨大的损失，给人民的生命财产造成极大的威胁，再次向人类敲响了警钟。

党中央英明决断，国家力挽狂澜，社会通力配合，行业鼎力相助，人民齐心战"疫"。通过限制人员流动、减少接触、多渠道高频次传播关键的预防信息，以及动员多部门快速反应，疫情被控制，有效遏制了疫情的传播。疫情使人深刻反思，汲取的经验教训是方方面面改革的动力，巨大的精神财富昭示着国家的繁荣和富强。

姑且不论反思疫情对国家、社会和单位的益处，这里只谈谈从认知理念到具体行为方面给个人带来的启示。

疫情暴发究其深层次原因，实则涉及生态环保、生态文明、人与大自然的关系、科学生活方式等。

（一）认识需要客观、理性、中立

病毒传播开时总想将其赶尽杀绝，想法不现实，做法也徒劳。殊不知从远古微生物化石中得出研究结论，早在 30 多亿年前，微生物就出现在地球上了，人类历史才区区是小数点后的数字。病毒是地球的成员，存在即有合理性。

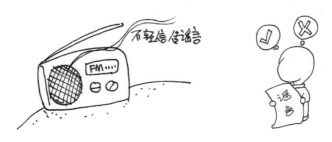

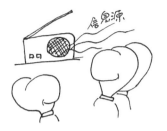
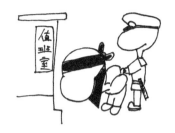

人类在生物进化历史征途中是与自然界的频繁互动逐渐进步的。追随着人类的发展脚步，病毒与我们的关系也在逐渐演变之中。

人类站在食物链的顶端，不断改变着自然的"食物链"，甚至破坏了生态平衡，所幸人类已经意识到自己不能"为所欲为"，正在努力地探索和掌握自然规律，使自然不受损害，使人类与自然统一起来。

任何生物体在自然界为了生存都会自然选择，病原体也不例外，会选择机会最大、最有效的途径侵入机体。对病毒来说，不能在体外生存和繁殖，进入机体并不意味着感染成功，它还没有本事能自己独立完成繁殖后代的使命，必须借助宿主细胞提供复制所需的遗传物质进行病毒自身的复制繁殖。就像寄生虫一样，利用感染细胞即宿主内的物质能量来生存繁殖。

其实病原体不喜欢人类作为宿主，因为人类在长期进化过程中脱离了动物，缺乏适应性防范机制，很容易感染后导致机体犯病，甚至死亡。如果人类寄主因为病毒的感染过早死亡，那么寄生于人体内的病毒也会随之死亡。这样一来，病原体自己也活不成，这是违背病原体永久存活的"理念"的。所以，病毒进入人体后也随着寄主的变化而不断演化，如向增强感染的能力、加快增殖的速度、增加扩散的渠道等方向发展，以期获得持久的生存和繁殖机会。

人类生活的历史，其实就是一部病毒发展史和病毒斗争史，长久以来，人们与病毒的斗争就一直存在。而野生动物更是病毒的携带者、传播者。

自然界中的所有生物都在努力地生存和繁殖，本能地繁衍生息，在自然竞争中争得一席之地，病毒也不例外，同人类一样协同演化。

大量野生动物携带多种病毒和致病菌，却不发病，动物宿主体内的免疫系统与病毒和平共处，成为病毒的自然宿主。蝙蝠就是这些动物的典型代表，近年来导致 SARS、MERS、埃博拉等疾病的病毒的自然动物宿主都指向蝙蝠。蝙蝠身上携带了 4100 多种病毒，其中冠状病毒就超过 500 种，但却拥有百毒

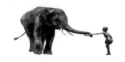
亲密，有隙

不侵的能力，是动物界中名副其实的病毒之王。

然而，病毒之王是生态系统的重要组成部分，是生态链的重要一环，与人类关系非常密切。近年来，由于气候变化和现代化发展进程，生物多样性受到极大威胁，蝙蝠生态学改变并与人类接触更加频繁，可能会加速病毒的变异和跨种传播，给人类的公共安全带来威胁。

蝙蝠体内有大量病毒共生，但是它的免疫系统不会彻底清除病毒，而是快速释放出一种叫作 α 干扰素的免疫分子，阻止病毒继续入侵细胞，并迅速修复炎症损伤，最终导致蝙蝠能健康地带毒生存。而这些病毒在蝙蝠体内持久存在，逐步适应了哺乳动物的免疫防御机制，向复制能力更强大、毒性更强、传染性更强或扩散渠道更多等不同方向适应演化。因此，当病毒通过动物宿主进入人体时，暴发疾病的寄主人群免疫系统的强弱、感染病毒毒株毒性的强弱，以及病毒复制能力和感染能力的强弱都影响病毒在人群中的繁殖、扩散和暴发。

一种病原体最终致病的机制非常复杂，是病原和机体互相作用的综合结果。我们已知的来自不同领域的研究发现，都是部分证据，我们的认知水平还远远没有达到透顶阶段。

人体有三道防线抵御病原体的攻击：由皮肤和黏膜及其分泌物构成第一道防线；由体液中的杀菌物质（如溶菌酶）和吞噬细胞构成第二道防线；由免疫器官（扁桃体、淋巴结、胸腺、骨髓、脾等）和免疫细胞（淋巴细胞、单核/巨噬细胞、粒细胞、肥大细胞）借助血液循环和淋巴循环而构成第三道防线。

人体第一道防线的皮肤和黏膜可以阻挡大部分病原体的随意入侵，新型冠状病毒想要进入人体内，便需要从比较暴露、无皮肤覆盖的地方入手，如口腔、鼻孔、眼睛，这也是病毒传播的主要渠道。

新型冠状病毒轻松穿越第一道防线，并以其新型的以前从未有过的特点穿越第二道防线，刺激第三道防线，在第三道防线做出有效反应时，成功感染了机体。

前两道防线是人类在进化过程中逐渐建立起来的天然防御功能，特点是人人生来就有，不针对某一种特定的病原体，对多种病原体都有防御作用，因此叫作非特异性免疫，又称先天性免疫。

第三道防线是人体在出生以后逐渐建立起来的后天防御功能，特点是出生后才产生的，只针对某一特定的病原体或异物起作用，因而叫作特异性免疫，又称后天性免疫。

（二）战"疫"需要智慧

面对大面积、大人群疫情，光靠杀病毒无济于事，病毒需要被隔离。平时皮囊太匆忙，灵魂没跟上。不懂历史就会重蹈覆辙，因此需要从历史的角度了解病毒、对付病毒，需要依靠辩证思维和科技力量的统一。

流行性急性传染病简称疫病，是一种古老的疾病，自人类出现并群居以来，就一直如噩梦一般伴随着人类。人类历史上有几种对人类健康威胁巨大的疫病，几乎给人类带来毁灭性的打击，比较著名的有鼠疫、炭疽、结核、狂犬病等。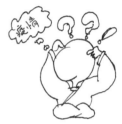

从本质上来讲，疫病属于感染性疾病。因此，了解相关感染性疾病的基本知识有助于我们了解、预防、控制疫病。

感染性疾病的发生离不开三要素，即传染源、传播途径、易感人群，缺一不可。只要客观、理性、中立地认识、评价疫情，揪住传染源、斩断传播途径、保护弱者易感人群，定能阻断传染病的播散。

灭活疫苗是将体外培养的病毒加热或者通过化学处理达到灭活而制备成疫苗，使病毒失去感染力，但保留了病原体的抗原性。这类疫苗技术较为成熟、安全性好，像乙脑灭活疫苗、狂犬疫苗等都是成功的例子。

减毒疫苗是将获得的病毒或者细菌在实验室中不断地繁衍，经过反复挑选，将获得的毒力下降的毒株制成疫苗。人体在小剂量接种后，病毒或者细菌可以在体内复制，模拟自然感染过程，产生良好的免疫反应。这个方法最为经典、效果好，我们所熟知的糖丸——脊髓灰质炎病毒疫苗就是经典的减毒活疫苗。

重组蛋白疫苗是通过其他生物体，如细菌、酵母、哺乳动物的细胞或者昆虫细胞表达出大量的抗原蛋白，这些蛋白经过纯化后制备疫苗，人乳头瘤病毒（HPV）疫苗又称宫颈癌疫苗就属于此类疫苗。

上述几种疫苗把疫苗生产线放在了体外，病毒载体疫苗和 mRNA 疫苗是把生产线转移到人体内的新型疫苗。

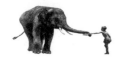

病毒载体疫苗是把人体内只能有限繁殖的病毒作为工具载体，将新病毒的抗原基因重组到载体病毒中。机体接种载体病毒后，随着载体的感染增殖，抗原基因在体内不断表达成为蛋白，持续诱导机体产生免疫反应，埃博拉病毒疫苗就是该类疫苗的典型代表。常见的载体有腺病毒和流感病毒，如果利用减毒的流感病毒作为载体，携带 S 蛋白，共同刺激人体产生针对两种病毒的抗体，这可谓是一举两得。

mRNA 疫苗能将翻译抗原的 mRNA 在体外合成，将 mRNA 直接递送到体内，人体自己的细胞内合成具有激发免疫反应的抗原蛋白，达到激活免疫系统的效果。mRNA 疫苗制备高效且成本低，特别适合在重大疫情下，实现疫苗快速生产，但是这种疫苗目前没有成功的案例上市。

选择何种方式去开发疫苗，也是影响疫苗研制成功的重要因素，不同技术在研制过程中可以相互比较验证，目的还是为了筛选出最有效的疫苗。但是不管采用哪种方式，都要在尊重科学、保障安全的前提下进行。

疫苗的研发是一个复杂的过程，包括锁定疫苗、疫苗初制备、动物实验、临床试验（Ⅰ期安全性、Ⅱ期有效性和Ⅲ期扩大试验），经过层层筛选和验证才能批准上市。宫颈癌疫苗用了 18 年才研制成功，艾滋病疫苗用了 37 年还没有成功，2003 年的 SARS 疫情已经过去 17 年目前尚未出现有预防价值的疫苗，2014 年肆虐的埃博拉直到 2019 年 12 月首个疫苗才获批上市。在新发疫情紧急的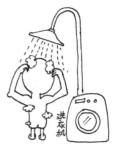

情况下，想要靠疫苗来控制疫情显然是不现实的，我们还是应该以隔离传染源和切断传播途径为主，保持良好的生活习惯和卫生习惯，湿式清洁为主，消毒灭杀为辅，勤洗手、戴口罩，作息规律，迎接科学战胜疫情的那一天。

（三）陋习需要摒弃

1. 一切皆有可能，需要"三警"，即警惕、警觉、警醒

新型冠状病毒肺炎疫情的暴发再次令人反思人类自身的所作所为。

随着人类活动范围的无限扩大，可以预见，从动物传染到人的疾病很可能会越来越多，将严重影响到人类的健康。危险究竟离我们有多远，不怕一

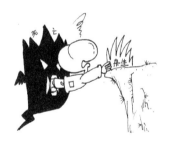

万，就怕万一，试试就逝世，没人输得起。

2. 亲密，有隙

人离不开动物。动物是人类经济生活和社会生活的重要组成部分。动物一直和诸多其他生物与人类共享着地球提供的生态环境，动物无论作为人类的食物、劳动工具、宠物、实验动物还是生态环境的维护者，都和人类有着千丝万缕的联系。一旦和它们近距离接触，很有可能将病毒直接感染到我们身上。

距离不仅产生美，还能带来健康。随意接触各种动物，特别是野生动物，即便是我们认为的和动物的友好行为，可能都会带来灾难性后果。

大自然法则实在看不下去了，"警醒吧，让人类为之付出惨重代价。"庆幸的是，人类若能从中汲取教训，借此摒弃陋习，回归人与自然和谐的关系，必将幸福、美满。

与动物相处之道。如何与动物相处、做到两者相安无事呢？简单地说就是亲密，有隙。

思维方式的差异，导致了行动的差异，而行动的差异，导致了结果的差异。人格特征决定思维方式，思维方式决定生活方式，生活方式决定安全、健康与否！

病原体之所以如此容易地导致人类感染、传播，跟现在的生活方式有关。人类活动不可避免地要接触到各种动物，这也为病原体跨物种传播提供了机会。

平时太多的行为习以为常，太多的细节需要改变。天下难事必从易做起，天下大事必从细做起，天下凡事必从精做起，天下安事必从微做起！天下难事必从易做起，天下大事必事无巨细，天下凡事必精益求精，天下安事必防微杜渐！例如，养成良好的生活习惯可防范类似疫情的伤害，自己对照一下都做到了吗？

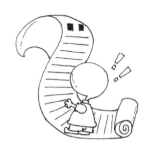

自觉遵守相关规定，不滥杀动物和食用野生动物。

①野生动物属国家所有，食用是违法的。2020年2月24日，全国人大常

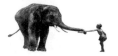
亲密，有隙

委会出台《关于全面禁止非法野生动物交易、革除滥食野生动物陋习、切实保障人民群众生命健康安全的决定》，全面禁止食用陆生野生动物，包括人工繁育、饲养的陆生野生动物。

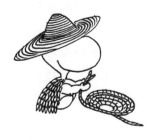
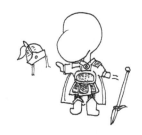

②野生动物自身携带各种寄生虫、细菌和病毒，一旦食用甚至只是接触就会感染未知疾病。由于流入市场的野生动物来源非法，未经检疫，不符合食品卫生要求，因此食用野味很可能导致食物中毒，感染疾病。

③人类与野生动物之间的分界线不可逾越。从远古时代神农氏辨药尝百草开始，人类的祖先就极尽可能驯化动物，种植农作物，目前我们能够吃的都是祖先精挑细选的，我们的肠胃可以轻松应对的安全的食物。因此，人类与野生动物之间早已设限，一旦越界，必然遭到大自然的疯狂报复，引发疫情。大自然对人类的报复一次比一次无情，警钟已经敲响：越界必亡。

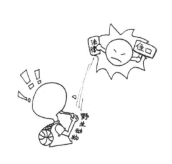

④把野生动物当野味，实际上是一种愚昧、不文明行为。很多人把吃野味当成一种时尚、可炫耀的资本，自认为高贵典雅实际上是虚荣心在作怪。还有一些人认为野生动物肯定是珍贵、美味、营养丰富的，实则是一种错误的认识，国家设立珍稀、重点保护动物不是因为它们在食用价值上是珍贵的，而是因为它们作为特殊物种数量稀少、作为地球资源丰富性稀缺、作为生态资源价值珍贵。事实上，野生动物并不具备更高营养价值，反而由于生存环境恶劣，口感和营养不佳，卫生更差。

⑤野生动物是生物链上的重要一环，无节制捕杀会破坏生态，危害环境。

⑥野生动物不能吃的同时也不宜当作宠物饲养。其一是普通人无法驯化，容易攻击人类；其二是野生动物很有可能携带病原体，不宜与人同居一室，

接触也可诱发疾病；其三是野生动物人工饲养可导致逃逸种群，对非原产地生态环境造成破坏。

发现不明原因的死亡动物要及时报告给所在地的疫病预防控制相关部门，远离不明来源的动物尸体、排泄物等，防范动物源性疾病。

虽不是医务人员，无法奋战在抗击疫病一线，但可以做好个人防护，不做病原体的传播者，对个人、对社会、对国家助力不添乱。

感染性疾病传播途径包括直接接触传播、空气传播、体液传播及媒介传播等。可经呼吸道感染、消

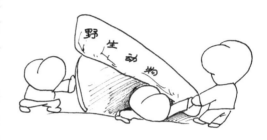

化道感染、皮肤黏膜感染、性行为感染、血液感染、体液感染、母婴垂直感染等。

病毒通过气溶胶传播影响因素众多，能不能传播主要取决于它在空气中的存活状态、感染能力、病毒浓度等。

日常生活中，个人要注重保持良好的卫生习惯，加强个人防护，勤洗手、勤换衣，保持室内空气流通。原则上讲，传染病流行期间，与人近距离接触、到有动物特别是野生动物或活禽出现的地方一定要佩戴口罩。

不要有揉眼睛、抠鼻孔、摸嘴和脸等行为，很多污染源都经手传递给自己。不仅饭前便后要洗手，还一定要经常用正确的方式洗手，否则病原体会通过黏膜、消化道等途径入侵。

加工、保存食物时生熟要分开，切菜板及刀具要分开，注意饮食卫生，将肉和蛋类彻底煮熟食用，处理生食和熟食之间要洗手，生吃的水果、蔬菜应洗净，否则病原体容易通过消化道等途径入侵。

不要面对面就餐，要同方向间隔就餐，实行分餐制，食不语，否则病原体可能通过飞沫、气溶胶、直接接触、黏膜、呼吸道、消化道等途径入侵。

不要购买来源不明的禽类，不要食用或接触未经检疫的野生动物、生鲜等食品，不要与生病的动物、变质的肉、生鲜市场里的流浪动物、垃圾废水接触，不要在未加防护的情况下与养殖或野生动物近距离接触，否则病原体可能通过飞沫、气溶胶、直接接触、黏膜、呼吸道、消化道、虫媒介等途径入侵。

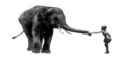

亲密，有隙

不要吸烟，戒烟限酒，注意均衡饮食，保证充足营养，不要过度劳累，减轻压力，适度运动，充分休息，增强身体抵抗感染的能力，提高免疫能力，否则病原体会乘虚而入。

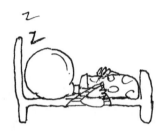
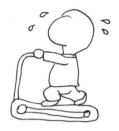

不要到封闭、空气不流通的公众场所和人群聚集的地方，如病原体易于聚集的车站、机场、地铁、医院、影院、市场、庙会等公共场所。若必须去，一定要有效佩戴好口罩，应佩戴医用口罩，接触可能感染的病例时，应佩戴N95口罩，回家再做好手、口、鼻、眼等暴露部位的清洁，室内经常通风换气，保持生活、工作环境的空气流通和清洁，否则病原体容易从呼吸道途径侵入，把风险带回家。

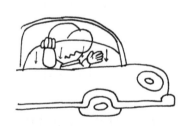
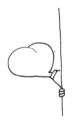
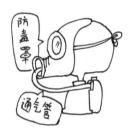

尽量不要在人员密集的场所交谈，公共场合不大声喧哗，打喷嚏及咳嗽时会产生飞沫，遵守"咳嗽、打喷嚏礼仪"，否则随着呼吸量增大，容易产生或吸入携带病原微生物的飞沫或病原体气溶胶，害人害己。

不要握手礼仪，采取各自拱手礼仪替代。热闹的节假日，走亲访友聚会少不了，保持一定的社交距离，否则病原体容易通过飞沫、气溶胶、直接接触、黏膜、呼吸道、消化道等途径入侵。

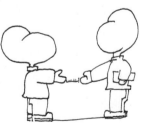

不要拥挤，排队过程中和他人保持一定的安全

距离，人多时减少不必要的交谈，不要随手乱放购物袋，尽量减少与公共设施的接触，回家后立刻脱下外套，挂在门口通风处，与在家里穿的衣物分开摆放，进门后应立即用流动水洗手，否则病原体会通过飞沫、气溶胶、直接接触、黏膜、呼吸道、消化道等途径入侵。

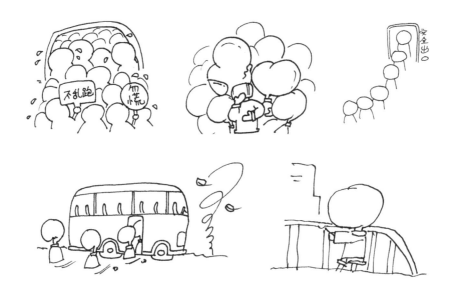

不要频繁使用现金，尽可能无接触交易和支付，否则病原体容易通过直接接触传播。

不要随地吐痰，如接触动物或其排泄物后有发热、呼吸道感染的症状，特别是持续发热不退，应避免接触他人，正确佩戴口罩，及时到医疗机构就诊，人发病时应实施隔离、消毒、及时就医等措施，否则病原体容易从呼吸道途径侵入，害人害己。

除急症外不要无计划就医，慢性病复诊等情况一定要提前进行预约，了解医院的就诊流程，带全就诊卡和病历资料等做好充分的准备，减少就诊次数和在医院的停留时间，否则病原体容易交叉感染。

不要用手接触医院公共区域，如电梯、公厕，如果必须接触，应使用纸巾或一次性手套等防护措施，接触了医院的门把手、门帘、医生白大褂等医务用品后一定要洗手，不在未加防护的情况下与患者密切接触，不要触摸其眼、口、鼻，不要接触其分泌物、排泄物，否则病原体容易经呼吸道、消化道、皮肤黏膜、血液、体液等交叉感染。

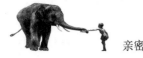

亲密，有隙

　　从外面回家后，饲主不要接触宠物，先用肥皂洗手，否则病原体容易交叉感染。

　　不要携犬前往人多场所，建议错峰出行，选择人少空旷、空气流通的场所，不去陌生环境，不去市场，特别是有活禽的地方。外出溜犬时饲主带好口罩，给犬佩戴专用嘴套，防止它捡拾不明物体。为犬佩戴牵引绳，不要与其他动物或人产生不必要的接触。不要带宠物到野外，降低跟野生动物接触的机会。不要让宠物靠近其他动物的粪便，也不要随意丢弃自家宠物的粪便，及时清理犬的排泄物。携犬、猫外出回家后，请务必用肥皂和清水洗手，尽快给宠物彻底洗澡清洁，外出牵引绳等物品也要严格消毒。用湿巾擦拭清洁宠物的毛发，特别是面部和爪子。定期清洗、消毒宠物的用品，如牵引绳、嘴套、水盆、食盆、猫砂盆等，定期给犬洗澡（不出门的情况下，猫不需要洗澡），定期给犬、猫驱虫。定期开窗通风，使用对犬、猫友好的消毒产品，适当对室内环境进行消毒，否则容易患人兽共患病。